驚異の再生医療

～培養上清とは何か～

上田実
Minoru Ueda

はじめに
～再生医療こそ、病気に苦しむ患者を救う～

iPS細胞（人工多能性幹細胞：induced Pluripotent Stem cell）の開発によって、2012（平成24）年10月、京都大学iPS細胞研究所所長の山中伸弥教授がノーベル生理学・医学賞を受賞しました。人体の「再生医療」は、臓器の移植や人工臓器を使ってそれ以前も行われてきましたが、どのような組織や臓器のもとにもなるiPS細胞の誕生によって、再生医療に対する社会の関心は一気に高まりました。

再生医療に対する報道にも熱が入り、当時は「iPS細胞」または「再生医療」の言葉を耳にしない日はなく、いまや多くの国民がその言葉を知るようになっています。しかし、実のところ、「奇跡の万能細胞」「夢の医療」といったiPS細胞に対する漠然としたイメージが先行するあまり、iPS細胞を正確に理解している人は、一般の人はもちろんのこと、科学者にもそれほど多くなかったというのが実情でした。

それから、6年あまり――。

果たして、再生医療は進化し、手を伸ばせば届くところまで近づけたのでしょうか。また、iPS細胞はこれまでに何をなし得、どのように臨床に寄与したのでしょうか。その成果もまた、国民ほとんどが正しく知り得ているとはいえません。

iPS細胞のような基礎的な医学上の発見や技術の進歩は、臨床における多くの可能性を膨らませてくれます。それなしに、患者さんを救う医療は生まれないともいえます。基礎医学を積み重ね、いずれ実際に病気で苦しんだり悩んだりしている患者さんを治す、あるいは楽にすることに役立てることこそが、医学研究者の喜びであり使命であると、三十数年にわたって再生医療に携わってきた私は信じています。

特に、再生医療は、ほかに治療法のない病気の治療法として、難病患者さんにとって最後の砦《とりで》として、大きな期待が寄せられてきた分野です。iPS細胞を突破口にして一気に実用化が進むのではと、医療に携わる者も含め、多くの国民が胸をはずませたはずです。しかし、少し浮かれすぎてはいなかったか、反省の気持ちを込めてあえて今、私は指摘したいと思います。それが、本書を世に送り出そうと考えた大きなきっかけでもあります。

「iPS細胞を応用し、再生医療を難病の治療法として確立させる」という目標は間違っているわけではありません。また、現在、さまざまな臨床応用が試みられていますが、なかなか難病を治療するという目標が達成できていないのは仕方がないのかもしれません。

新規医療、とりわけ再生医療は、私の経験からいってもトライ&エラーを繰り返しながら少しずつ進むしかないのです。

ただし、時間や予算の制約を無視して、何年経《た》っても目標を達成できる見通しがつかない研究を、実現できるかもしれないと患者さんに思わせ続けることは誠実とはいえないのではないでしょうか。そろそろ現実と向き合い、再生医療の原点に立ち戻り、真に患者さんの役に立つ再生医療の行く末を考え直す時機がきたのではないかと、私は考えています。

iPS細胞というあまりにもまぶしすぎる光がもたらす影は濃く、その影響はさまざまな方面に及んでいます。iPS細胞のノーベル賞受賞と相前後して起こり、自殺者まで出して社会問題に発展したSTAP細胞事件は、まさに再生医療の影が引き起こしたものといえるでしょう。この事件は単なる基礎医学のスキャンダル以上の問題を、私たち医学研究者に突きつけました。STAP細胞事件の抱える闇については第2章で詳しくお話しします。

日本の再生医療の影の部分は、STAP細胞事件にとどまりません。臍帯血《さいたいけつ》を転売し、アンチエイジングの名の下に無許可で行う医療行為など、おぞましい現実もあるのです。

再生医療が抱える光と影に潜む本質。清廉潔白、誠実さなどが科学者や医学研究者に求められることは十分承知していますが、人間である以上、名誉欲やお金の誘惑にかられることは実際にあります。再生医療には、ドロドロとした欲望のるつぼといった面もあるのです。

しかし、そうした誘惑や欲望にのみ込まれる寸前のところで、自問を繰り返しつつ正義の縁になんとか踏みとどまっている再生医療の研究者や、それを臨床に応用しようとする医師もいるのです。ですから、研究データの改ざんや論文の盗用、不正な医療行為などは、決して許されることではありません。

再生医療をはじめとした医療技術は、患者さんの苦痛を少しでも和らげたり、病気を治したりして初めて価値をもちます。再生医療の分野においても、基礎研究をどのように臨床につなげていくかを忘れてはいけません。そのためには、研究者の健全な精神と企業との効率的な連携が不可欠ですが、残念ながら日本では、そうしたことがアメリカなどの医療先進国に比べて遅れています。

その結果、動物を使った実験では治療まで辿《たど》り着くが、人間には応用できないという、患者さんや研究者にとってやりきれない現実があります。その責任の一端は、研究のための研究に終始する研究者にあるといってもいいでしょう。有効な再生医療に一歩でも近づくためには、私たち研究者の発想の転換こそが求められています。

本書で紹介する私のグループの研究成果は、まさにこれまでの再生医療の常識にとらわれない、発想の転換によって生まれたものです。再生医療におけるコペルニクス的転回といっても過言ではないでしょう。

これまで再生医療に不可欠なのは、さまざまな細胞に分化することができる「幹細胞」だといわれてきました。そしてそのことに対して、再生医療の研究者はみじんの疑いももっていませんでした。

ところが、再生医療の主役は、幹細胞ではなかったのです。主役は別にいたという発見――これには、我ながらびっくりしてしまいました――と、実際にその考えに基づいた技術と治療によって患者さんの病状が、驚くほど改善したのです。しかも、アルツハイマー病による認知症、脳梗塞、アトピー性皮膚炎など、現在の医療では現状を維持したり、重症化するのを防いだりするのが精いっぱいといわれるさまざまな病気が、現実にわれわれが開発した再生医療の手法によって大きく改善しています。今後も応用の範囲が広がり、さらに発展していく可能性は十分にあります。

「最先端技術による完璧な治療効果」「難病を100%治癒に導く」。確かにそうした再生医療が確立されれば人類にとって大きな福音、進歩といえるでしょう。それを望まない人はいないはずです。しかし、一足飛びにそこに到達できるほど、病気は甘くありません。

生物のもつ複雑さ、奥深さ、神秘さ、不思議さは実に手ごわく、その姿が垣間見えたと一瞬思いはしても、そうやすやすと全貌を解明させてはくれません。すべてを知り尽くすことは困難であると、人間の傲慢《ごうまん》を思い知らされるのです。

一方で、生命の寛大さや大らかさが、研究者や患者さんをやさしく受け容れてくれる一面もあります。ここは謙虚に、「100%の治癒でなくても、70〜80%改善すれば十分」という発想の転換も、臨床の現場では重要なのではないでしょうか。それはこれまでの医療、そしてこれからの医療のあり方への、私なりの問いかけでもあります。

医学・医療の世界は聖域と考えられがちです。なかでも再生医療は、生命の誕生の第一歩である受精卵、胎児細胞、臍帯血など、また、脳死からの臓器移植などとのかかわりが深く、倫理的な側面と無縁ではいられません。

一方で、医療は私たちの暮らしや人生の重要な一部を占めるものであり、コストパフォーマンス、リスクとベネフィットといった経済的価値や効率などを無視して成り立たせることはできません。しかも、最近では「人生100年時代」というフレーズをよく耳にするようになってきていますし、しばらく前から、さまざまな分野で「持続可能性」というキーワードが注目されています。そうした時代に堪えうる医療のあり方のヒントを、私が挑戦し、開発してきた再生医療の技術という切り口で提言できればと思っています。

基礎医学の分野を扱わざるを得ない以上、多少の専門用語、普段聞きなれない言葉や概念も登場しますが、できるだけかみ砕いて、わかりやすくお伝えするつもりです。

本書が、病気に苦しむ多くの患者さんやそのご家族に勇気と希望をもたらすならば、望外の喜びです。

目次

第2章　幹細胞って、何だ？

第3章　iPS細胞って、何だ？

第4章 培養上清って、何だ？

第5章　再生医療、これからの可能性

目　次

第1章　再生医療って、何だ？

脳梗塞によって片麻痺を起こした手が動くようになり、一人で歩けるようになった

最初に、私たちが開発した再生医療の手法によって、実際に脳梗塞で片麻痺《へんまひ》を起こした患者さんが回復した症例から紹介しましょう。

脳梗塞は、脳出血と併せて脳卒中と呼ばれる病気です。脳卒中は、常に日本人の死亡原因の上位を占めていることからもわかるように、重篤な病気といえます。

その一方、急性期の脳卒中に対する医療技術の進歩には目をみはるものがあり、それまでなら死亡していたであろう患者さんの命を救うことができるようになってきました。そのことはとてもいいことなのですが、命が救われても、さまざまな後遺症が残るという現実があり、それ以降の日常生活に大きな支障を来すことが多いのです。脳卒中によって障害を受けた脳神経細胞の範囲や位置によっては、自然治癒することもあるのですが、多くの場合、片麻痺などの後遺症が現れます。読者の皆さんのなかにもこのようなご家族を介護しておられる方は多いのではないでしょうか。

2年半前に脳梗塞を発症して右側の手と脚に片麻痺を起こした76歳の女性に、私の開発

した「培養上清」を投与した症例を紹介します。培養上清については、第4章で詳しくお話しします。

現在のリハビリテーション医療では、発症から半年間で片麻痺などの後遺症は固定してしまう、つまり、それ以上回復することは難しいとされています。この患者さんの場合も、脳梗塞を発症後、2年間にわたってリハビリテーションを続けましたが、右手と右脚が麻痺して歩くことができず、車いすでの不便な生活を強いられていました。

この患者さんに、われわれが開発した培養上清を1日に一度鼻から吸引してもらいました。そうすると、2週間後には、麻痺していた右手がわずかに動くようになりました。いくらリハビリテーションをしても右脚が動かず車いすから立ち上がることができなかったのですが、治療を開始してから4週間後には右脚が動くようになり、車いすから立ち上がってツエに助けられながら一人で歩けるようになったのです。

脳梗塞を発症して以来、いつも患者さんである妻の傍らで励まし続けていたご主人は、妻が歩きだしたのを目の当たりにして、「すごい！　これは奇跡だ」と思わず叫びました。

この症例以外にも、植物状態であった患者さんに自発呼吸や瞳孔反射が戻ったり、私の研究グループが開発した培養上清によって、現在の医療では治療が不可能といわれているさまざまな病気が改善しています。なぜ、このような奇跡が起こるのか、そのメカニズムはあとの章で詳しくお話ししていきます。

この章では、再生医療を正確に理解してもらうために、再生医療とは何か、そして世紀をまたいでどのような再生医療の研究が行われ、どのような成果があがり、どのような限界があるのかをお話ししていきましょう。

トカゲのしっぽはなぜ切れても生えてくる？「再生」とは何か？

はじめに再生医療が目指す「再生」とは、どのようなものかについて説明していきましょう。

「再生」可能エネルギー、「再生」回数、地方「再生」など、さまざまな場面で「再生」という表現が使われています。再生医療における「再生」とは、もともと発生生物学で使われている用語で、失われた体の機能が元通りに戻ることを意味しています。再生といえば、よく出てくる定番のたとえが、「トカゲのしっぽ」です。窮地に追い込まれると、トカゲは身を守るため、自らの体の一部であるしっぽを切り、その場に置き去りにして逃走してしまいます。しっぽを犠牲にして無事逃げ切ったトカゲには、切った先から再びしっぽが生えてきます。まさに、失われた体の一部が元通りに戻るというわけです。

生物のなかには、トカゲ以上に強力な再生能力が備わっている強者《つわもの》がいます。その名はプラナリア。サナダムシなどと同じ扁形《へんけい》動物の仲間で、川などに生息し、体長は１～３㎝程度。三角形の頭に小さな目が２つ並んでついていて、平べったく細長い体をしています。

プラナリアは、胴体を切られると、切られた断片の数だけ１匹のプラナリアに再生するのです。例えば、二つに切断すると、頭側からはしっぽが再生して１匹のプラナリアになり、しっぽ側からは頭（脳や目などの組織すべてを含む）が再生して１匹のプラナリアになり、計２匹のプラナリアが誕生するという具合です。５つに切断したら５匹のプラナリア、６つに切断したら６匹のプラナリアに……。プラナリアがもつ再生能力は、「幹細胞」という細胞がもたらすもので、プラナリアは、全身いたるところに幹細胞を数多く有しています。人間などとは比べものにならないほど幹細胞の質が高く量も多く、切断されるとそこに幹細胞が一斉に集結し、失った部分を正しく再生し始めるのです。

人間にもプラナリアと同じくらい、再生能力の高い幹細胞がたくさんあれば、手や脚を事故などで切断されても、元通りになるのかもしれません。しかし、残念ながら、人間の幹細胞にはそれほどの再生能力は備わっていません。ただし、切断した指がまるまる元通りになるほどではないにしろ、皮膚の切り傷が治ったり、骨折した骨がつながったり、部分的に切除された肝臓が再生したりと、人間にもそれなりに再生する力があります。

つまり、プラナリアと人間の再生能力の差は幹細胞の質と量の差にあるのです。再生能力のカギを握るのは幹細胞ということになります。人間では加齢とともに幹細胞の数が減っていくことがわかっていて、胎児、ついで新生児に幹細胞が多く、高い再生能力をもっています。仮に赤ちゃんが骨折したとしてもすぐに治ります。それは赤ちゃんの体内にはたくさんの幹細胞があるからなのです。

幹細胞については、改めて第2章で詳しくお話ししますが、簡単に触れておくと、幹細胞とは生物において幹となる細胞のことで、木の幹からいくつもの枝葉が分かれ育っていくように、生物の体の臓器、組織を形づくるいろいろな細胞（血液細胞や筋肉細胞や神経細胞など）をつくり出すことができる細胞のことです。皮膚の傷が治るのは、皮膚にある幹細胞が皮膚になる細胞をつくり出すからであり、肝臓が再生するのも肝臓に存在している幹細胞が肝細胞をつくり出すからです。

大きな外科手術がもたらす矛盾。一命は取りとめても低下する生活の質

では、再生医療とはどのようなものなのでしょうか。

再生医療とは、人間の病気やけがが、加齢などによって組織や臓器の一部が失われたときに、人間のもっている再生能力（自然治癒力と言い換えることもできます）を最大限まで高め、失われた部分を再生させて、機能を取り戻し、回復に導くことといえます。これを学問的に追究するのが再生医学です。私が三十数年、患者さんの病気を根本的に治したいという一心で取り組んできたのが、再生医学であり、再生医療なのです。

どうでしょう？　具体的なイメージがわきましたか。

具体的な例を挙げてみましょう。

私がこの分野に足を踏み入れたきっかけから振り返ってみることが、役に立つかもしれません。

私の専門は顎顔面外科《がくがんめんげか》です。医科と歯科の両方にまたがる病気による苦痛から患者さんを解放するための新しい治療技術の確立を目指し、研究を続けてきました。

顎顔面外科では、主として顎《あご》の骨や顔面の骨の手術を行いますが、ときに舌がんや上顎がんの患者さんの治療にあたることがあります。がんの薬物療法では、分子標的薬などで画期的な新薬の開発が進み、がんの種類やタイプによっては抗がん剤で根治を目指せる可能性がでてきています。さらに、粒子線といった放射線分野での治療技術の進歩がみられたりしています。

しかし、いまだにがんの治療の大きな柱は外科治療です。再発を防ぐために、確実にがんを取り除くには、過不足ない範囲を決め、切除する必要があります。以前のように、大きく切除すればするほど再発を防げるという考え方は改められ、切除する適切な範囲がさまざまな研究で検討されてきていますが、切除する範囲には、ある程度正常な組織が含まれることから、その後の患者さんの生活に何らかの影響を与えることは避けられません。

舌がんや上顎がんの特徴として、手術によって損なわれる形態や機能が非常に大きいということがあります。

舌がんであれば、がん切除後に舌の機能が失われて食事ができなくなったり、しゃべれなくなったりすることがあります。また、上顎がんの場合は、顔に痛ましい傷跡が残ってしまうなど、がんの外科手術は見た目にも大きな変化をもたらすことがあります。たとえがん組織を切除し、一命を取りとめたとしても、患者さんの生活の質や、その人らしく生きることができる個性や尊厳は大きく損なわれてしまうのです。

そうした場面に立ち会い、顔の大部分をえぐられ、話すことも食べることもできなくなった患者さんの精神的、肉体的なダメージを間近に見てきた私は、がん手術の矛盾を痛切に感じるようになっていました。

そして、その矛盾を解消するには、二つの道しかないと考えました。一つは、切らずに治す方法を確立すること。もう一つは、切除された組織を元に戻す（再生する）方法を見つけ出すことです。

世界で初めての再生医療はやけどへの培養皮膚移植

そこで、まず私が取りかかったのが、皮膚移植の研究でした。顔に脚の皮膚を移植したらどのようなメカニズムで顔の皮膚になるのか、同様に脚の皮膚を舌に移植したらなぜ舌になるのかといった研究です。

不思議な偶然ですが、世界で初めて行われた再生医療は、熱傷（やけど）の患者さんに対する培養皮膚の移植手術でした。忘れもしません。このニュースに出合ったことが、皮膚移植の研究を始めたばかりの私の人生を決めたのです。

そのエピソードについてお話ししましょう。

1983年7月、アメリカのキャスパータウンという田舎町に住む三人の男の子たちが、互いの体にペンキを塗りあって遊んでいました。そのまま家に帰ったら親に怒られるので、ペンキを落とさなくてはなりません。そこで彼らは、体についたペンキを落とすためにガソリンを使うことを思いついたのです。

ところが、そのガソリンが突然引火して、たちまち三人は火に包まれるという不幸な事故が起こりました。熱傷は体の97％に及び、三人は意識を失い、そのうち一人の子どもは間もなく息を引き取りました。実はこの不幸な事故に遭った子どもが、世界で初めて培養皮膚の移植による再生医療を受けた患者になったのです。

全身熱傷の治療は時間との勝負です。一刻も早く体表を健康な皮膚で覆わなくてはなりません。しかし、残った皮膚を移植しようにも、ほとんどの皮膚が失われてしまっているのですから、とても皮膚移植をすることはできません。

昔は死体からとった皮膚や豚の皮膚が臨時で使われていました。もちろん、人間には免疫機能があり、異物は排除されてしまいますから、他人や動物の皮膚が生着するはずもなく2週間ぐらいで脱落してしまいます。この子どもたちの治療には、拒絶反応の起きない自分の細胞からできた人工の皮膚がどうしても必要だったのです。

初の培養皮膚移植は見事に成功。現代再生医療の幕が開く

この事故が起こる約10年前（1975年）に、アメリカのマサチューセッツ工科大学の研究グループが、細胞から培養皮膚をつくる技術を研究していました。この研究のリーダーはマサチューセッツ工科大学で教授を務めていたハワード・グリーン博士でした。彼の専門は基礎細胞生物学で、独自につくり出した支持細胞（表皮細胞の増殖を助ける細胞で、栄養細胞ともいう）を使って皮膚の最も外側にある表皮層をつくることに成功していたのです。

かろうじて生き残った二人の子ども（6歳と5歳の兄弟）は、デンバー市の子ども病院

に運びこまれました。90％を超える熱傷は現代でも救命は難しく、当時の一般的な医療技術では助かる可能性はほぼゼロでした。

皮膚は、体の表面にあって外界からの異物の侵入を防ぐなどバリアの機能を果たしています。その機能を失ってしまえば、細菌やウイルスによる感染の危険にさらされるばかりでなく、細胞などにある水分や体液がどんどん失われてしまい、やがて死に至るのです。皮膚は宇宙飛行士を守る宇宙服のようなものなのです。1分1秒でも早く、正常な機能をもつ皮膚で体の表面を覆わなくてはなりません。兄弟の担当医は、苦慮した挙げ句、その頃話題になり始めていた培養皮膚による治療を受けさせることを決断したのです。この決断こそが、現代再生医療の扉を開いたといっても過言ではないでしょう。

二人の兄弟は、デンバーの子ども病院からボストン中心部にあるシュライナー熱傷病院に移送されました。子どもたちのわきの下に残っていたわずか2㎠の皮膚片が採取されました。切手大ほどの大きさのその皮膚片は、ただちにマサチューセッツ工科大学のグリーン教授の研究室に運ばれ、グリーン式と呼ばれる方法で培養皮膚の作製が開始されました。

何度もいいますが熱傷の治療は時間との戦いです。培養皮膚が完成するまでに、感染が起きてしまえば、たちまち子どもたちの命は危機にさらされます。治療チームの迅速な判断と的確な治療は賞賛にあたいします。その後、培養皮膚の７回にもわたる移植手術を経て、入院20日後に、男の子たちの命は救われたのです。

熱傷をまぬがれた皮膚を培養によって増殖させ、その培養皮膚を移植することによって本人の体に戻し、生着させ命を救う。再生医療の一例目の挑戦は、こうして歴史的な成功を収めたのです。

この世界初の培養組織の移植手術の経過は、二人の兄弟の担当医であったオコーナー博士とガリコ博士によって、翌年の８月、世界的に権威のある医学雑誌の一つ、『New England Journal of Medicine』に報告されました。それと同時に、テレビ、ラジオの報道番組でも大々的に取り上げられたことで、世界中の研究者の間に大きな反響を巻き起こしたのです。

当時、日本でもこのニュースは大きく報じられました。再生医療という名称などまだなかった時代のことです。このニュースが掲載された新聞を、私は医局の集会室でたまたま見たのです。記事を読んだ瞬間、全身に鳥肌が立ち、体の内側から力が湧き上がってくるのを感じました。この日のことは、まるで昨日のことのように鮮明に思い出されます。これが三十数年に及ぶ私の再生医療研究がスタートした瞬間といってよいでしょう。

ところで、一命を取りとめた二人の兄弟のその後が気になりませんか。実は、今から10年ほど前のアメリカ形成外科学会で、再生医療黎明《れいめい》期の生き証人として二人は学会に招待されました。登壇した彼らの元気な姿が、学会に参加していた研究者たちにどれほど大きな感動を与えたかは計り知れません。二人は心配されていた皮膚がんの発生もみられず、普通の社会生活を送っていました。移植手術が行われた当時は、培養細胞は遺伝子に異常が起きて、移植後に発がんするかもしれないと懸念されていました。しかし、彼らが元気な姿を見せたことで、こうした懸念はあっさりと払拭《ふっしょく》されたのです。

培養皮膚の研究から再生医療につながるヒントを得る

グリーン教授らの開発した培養皮膚は、自分の皮膚の表皮細胞を使い表皮層をつくる方法ですが、表皮層の下の真皮層にまで及ぶⅢ度熱傷[※1]に適応されることもあります。しかし残念なことに、培養皮膚は表皮細胞だけでできた薄い膜のため、移植する場所に炎症があったり、細菌やウイルスに感染してしまっていると、培養表皮は溶けてしまい、生着するのが難しいのです。また、患者さん自身の細胞を使うので、製造に時間がかかり移植のタイミングを逸してしまうという欠点もありました。

このような欠点を補うために、他人の細胞を使った培養皮膚も開発されました。この培養皮膚は表皮層だけでなく、表皮の下の真皮層も備えた2層性の培養皮膚です。培養表皮の進化型ともいうべきもので、糖尿病性潰瘍《かいよう》などの深い傷に適しています。もちろん他人の細胞からつくられた皮膚なので生着はしませんが、細胞の分泌する生理活性物質が傷を治していきます。

培養皮膚は世界で最も早く実用化された再生医療で、今日でも熱傷への治療を中心として世界中で使われています。ただし、培養皮膚には、汗腺も毛根もないので、移植した場所に正常な皮膚が再生することはありません。あくまで全身熱傷のような緊急の治療を要する場合に使われる高機能人工皮膚というのが、正直なところかもしれません。組織を完全に再生するというのは、それほどに難しいのです。

とはいえ、再生医療の研究を始めた私にとっては、培養皮膚の研究からその後の発見につながる重要なヒントが得られました。一つは、表皮層には幹細胞が存在していて、環境さえ整えれば自律的に三次元的な組織をつくるということです。もう一つは、他人の細胞が分泌する生理活性物質が、皮膚の再生に重要な働きをしているということを知ったことです。

※1　Ⅲ度熱傷……Ⅰ度は表皮、Ⅱ度は真皮、Ⅲ度は皮下組織まで及ぶやけど。

グリーン教授の論文どおりに実験しても培養皮膚はできない！

正常な皮膚を培養することによって皮膚の細胞を増やし、それを再び大きな皮膚につくることができるということは、理論的には1個の細胞から地球を包んでしまえるほど巨大な皮膚をつくることも可能といえます。この突拍子もない想像は、若い研究者に十分な空想力を与えました。

私はこの論文を読んで、「皮膚でできるなら、骨でも肝臓でも角膜でも、あらゆる組織や臓器を培養の技術によって無限につくることができるのでは」と、空想をどんどん広げていきました。医学史を書き換えるほどの可能性を秘めた再生医療、その歴史的な一幕に自分も立ち会っているのだという興奮に包まれていたのです。

大きな衝撃と興奮をもたらしたグリーン教授の培養皮膚の発表は、私をさらに再生医療の研究にのめりこませていきます。同様の技術をこの手で再現したいとの一心で、表皮の細胞の培養に明け暮れました。

細胞を培養するということは、生体から細胞を取り出し、体の外で生かし続けるということです。それには、培養を行うための環境を、その細胞を取り出す前の環境にできるだけ近づけることが最良の方法とされています。環境を整える要素としては、温度、湿度、気体の組成（酸素と二酸化炭素のバランス）などが挙げられます。通常、細胞は、インキュベーター（培養器）という空気調整機能付きの保温器に入れられて培養されます。

ところが当時の私の周りには、細胞の培養をやったことのある研究者は一人もおらず、また培養室も医局の暗室を改造してつくるなど全くの手づくりでした。細胞培養のやり方を理学部の研究者から教えてもらったり、動物を使った移植実験を企業の研究所に見学に行ったり、すべてが手探りの出発だったのです。

グリーン教授が開発した培養表皮の作製法で、一番重要なのは支持細胞（フィーダー細胞、3T3細胞）です。表皮細胞と支持細胞を一緒に培養することで、表皮細胞の増殖が促進され7層から8層に重層させることができます。

研究用の支持細胞自体は、市販されていて簡単に手に入れることができます。グリーン教授の論文にも3T3細胞と表皮細胞を一緒に培養することが記載されていて、私の研究グループも論文と全く同じように培養しましたがうまくいきませんでした。何度挑戦しても、移植できるほどのしっかりした表皮層ができないのです。

培養皮膚のような新しい技術の再現には、論文に書かれていない隠し味やコツといった料理にも似たちょっとした工夫が成功を左右することがままあります。また、特許申請との関係などから、すべてが明かされていない場合もあります。失敗を繰り返すうちに私たちは、培養表皮の作製には通常の3T3細胞ではなく、もっと特殊な支持細胞が必要なのではないか、と考えるようになりました。

グリーン教授にアポなし面談決行。培養に不可欠な栄養細胞をゲット

意気込んで研究を始めた私でしたが、失敗の連続ですっかり落ち込んでいるときに、救いの手を差し伸べてくれたのは、なんと培養皮膚の開発者のグリーン教授その人だったのです。

その当時、世界中の研究者がグリーン教授の培養皮膚の再現実験に取り組んでいました。ある者は成功し、ある者は失敗を繰り返していました。

こうした研究者との情報交換で、培養皮膚をつくるには、教授が独自に確立した3T3－J2細胞という特殊な支持細胞が必須であることを知りました。つまり、この細胞を手に入れなければ培養皮膚をつくることはできないことがわかったのです。

ただ、この3T3－J2細胞は世界でたった1か所、ボストンのグリーン研究室にしか存在せず、教授の了解を得なくては手に入らないこともわかりました。紹介者もいない私が、超有名なグリーン教授にどのように接触していいかもわからず、さらに、貴重な支持細胞を簡単に提供してもらえるとも思えませんでした。途方に暮れていたときに、私に幸運の女神が舞い降りたのです。

ちょうどその年、日本形成外科学会の招聘《しょうへい》でグリーン教授が盛岡に来ることがわかったのです。臆する気持ちもありましたが、私はアポなし交渉を決行することにしました。ある日、グリーン教授が学会役員らとともに昼食をとるという情報をキャッチしました。しかし、平会員の私が昼食会場に入ることはできません。とはいえ、このチャンスを逃すと当分、3T3－J2細胞を手に入れることはできないこともわかっていました。

切羽詰まった私は、意を決して昼食会場に潜り込みました。すると、テーブルに居並ぶ学会のお歴々のなかで、何と幸運なことにグリーン教授の隣の席が空いているではありませんか。これはチャンスとばかりに緊張でガチガチになりながらも、隣の席に座り込み、無我夢中で話しかけました。たとえダメでも培養皮膚研究に込める情熱だけは伝えよう、その一念だけで話し続けました。

そして最後にこう切り出したのです。

「先生の3T3－J2細胞を提供してもらえませんか?」

すぐさま答えが返ってきました。

「Sure!」

いとも簡単に快諾してくれたのです。

グリーン教授のその返事を聞いたとき、緊張の糸が切れると同時に、「これで培養皮膚がつくれる!」と、天にも昇る気持ちになりました。

研究成功のカギを握る秘中の秘ともいえる3T3－J2細胞を、一面識もない無名の日本人研究者に提供する。日本の研究社会の常識ではあり得ないことです。本物の科学者だけがもつおおらかさ、若い研究者に対する愛情をこのときほど感じたことはありませんでした。

時を経ず、私は大学院生と2人でボストンへ向かいました。グリーン教授の研究室に着くと、助手の女性が待っていてくれて、3T3－J2細胞の入った試験管を2本渡してくれました。この貴重な3T3－J2細胞の入った試験管の1本は私の胸ポケットに入れ、もう1本は同行した大学院生に託して別のルートで帰国させました。リスク分散です。万が一、どちらかが税関で取り上げられたとしても、1本は無事に日本に届く可能性があります。結果的には、2本とも無事に医局の培養室に持ち帰ることができました。

細胞から組織へ。培養皮膚作製技術を特許化

グリーン教授の3T3－J2細胞の威力は絶大で、その後は次々に表皮細胞の培養に成

功していきました。幹細胞が本来もっている機能を発揮して、皮膚という立体的（三次元的）な組織をつくるには、適切な環境が必要であることを改めて思い知らされました。シャーレという人工的環境を、どれだけ生体の環境に近づけられるか、幹細胞がもともといた生体環境そのものをシャーレ内に再現することが勝負の分かれ目なのです。３Ｔ３－Ｊ２細胞は、そのような環境をつくることができるのです。

培養皮膚がつくられていく過程を観察しながら、私は細胞がもっている不思議さを感じ、学んでいました。シャーレの中の表皮細胞は、最初は無秩序に散らばっていますが、グリーン教授から提供してもらった３Ｔ３－Ｊ２細胞に触れると、接触した一群の細胞だけが塊をつくり、やがてシャーレ全体に広がり、それらは三次元的に増殖し、厚みのあるシートになっていくのです。

誰もいない深夜の研究室で、少量の細胞が皮膚という臓器に成長していく姿を幾度となく観察し、細胞の不可思議さに心を震わせていました。研究者としての醍醐味《だいごみ》を味わえた、幸福なひとときといえるでしょう。

やがて私の医局で培養表皮をつくっては、病院内のほかの診療科で移植するというシステムができ上がり、うわさを聞いた近隣の病院からも培養表皮の提供を依頼されるようになりました。この培養には、さらに私たちならではの工夫を取り入れています。口腔《こうくう》粘膜細胞（口の中の粘膜の細胞）を使って表皮シートをつくるという独自の方法を開発して、いろいろな症例に適応したのです。口腔粘膜は口唇《こうしん》（くちびる）を境に、皮膚と連携しています。もともとは同じ細胞ですから、培養皮膚をつくれるかもしれないと考えたのです。

おそらく誰もが経験したことがあると思いますが、口の中にできた傷は、皮膚の傷に比べてずっと早く治ります。これは、口腔粘膜細胞は皮膚細胞に比べて増殖のスピードが速く、治癒力が高いからです。口腔粘膜に存在する幹細胞の数と皮膚の幹細胞の数を比較したところ、口腔粘膜のほうに多く存在していることがわかったのです。その一方で粘膜細胞は、皮膚の細胞よりも免疫原性（免疫力）が低く、同種移植（本人以外への移植）ができるという感触をつかんでいました。

歯の治療で親知らずを抜くと、抜いた歯に肉片（粘膜）が付着してきます。これらは医療廃棄物として捨てられてきたものですが、その粘膜細胞を培養皮膚の材料に利用できないかと考えたのです。実際に切手大からその１０００倍の面積に増えるまでの期間を調べてみると、グリーン教授の表皮細胞を材料とした技術では３週間、口の中の粘膜細胞を材料とした場合では２週間という結果が得られました。この一週間の差は患者さんの救命という観点からはきわめて重要です。

培養期間の短縮だけでなく、この方法には、もう一つの大きなメリットがありました。他人に移植しても拒絶反応が出にくいのです。培養する過程で、ランゲルハンス細胞という免疫にかかわる細胞（ほかの人の細胞であることを認識して拒絶反応を起こすような信号を発する細胞）が消えてしまうのです。

つまり、粘膜細胞は、皮膚の細胞よりも免疫原性が低く、誰にでも移植することができるのです。さらに、粘膜細胞は、皮膚細胞のように一番表面にある角質細胞がアカになって剥落《はくらく》してしまうことがないために、生存期間（賞味期間）が長いという特徴もみられました。

こうして、口腔粘膜細胞を培養して表皮シートをつくる独自の技術が確立され、熱傷や皮膚潰瘍の患者さんに移植（同種移植）する治療に提供するという一連の流れができていきました。このような一連の技術の一部は特許化され、やがて日本初の再生医学関連バイオベンチャー企業「ジャパン・ティッシュ・エンジニアリング株式会社（J－TEC）」（愛知県蒲郡市）の設立につながっていったのです。

実用化が難しいといわれる再生医療において、基礎研究の成果が臨床の現場に届き、さらに医療材料として商品化され、患者さんの治療に応用されるまでの道筋が確立した、希有な成功例といえるでしょう。

幹細胞に備わった二つの機能、多分化能と自己複製能

ここまで読まれてきて「幹細胞って何？」と思われた方も多いかもしれません。幹細胞こそが、再生医療のカギになる細胞と考えられています。第2章で詳しくお話ししますが、ここで簡単に説明をしておきましょう。

私たちの体は、いつも同じような状態のままでいるように見えます。しかし、実際は常に変化しているのです。

体を形づくり、生命を維持している細胞にはある一定の寿命があり、絶えず新しい細胞に入れ替わっています。例えば、赤血球の寿命は120日、肝臓の細胞は200日、皮膚の表皮細胞は2～7日で入れ替わります。つまり、それぞれの細胞は日々、生まれては死んでゆくことで常に入れ替わっているのです。なぜ細胞には寿命があるのか、なぜ細胞の

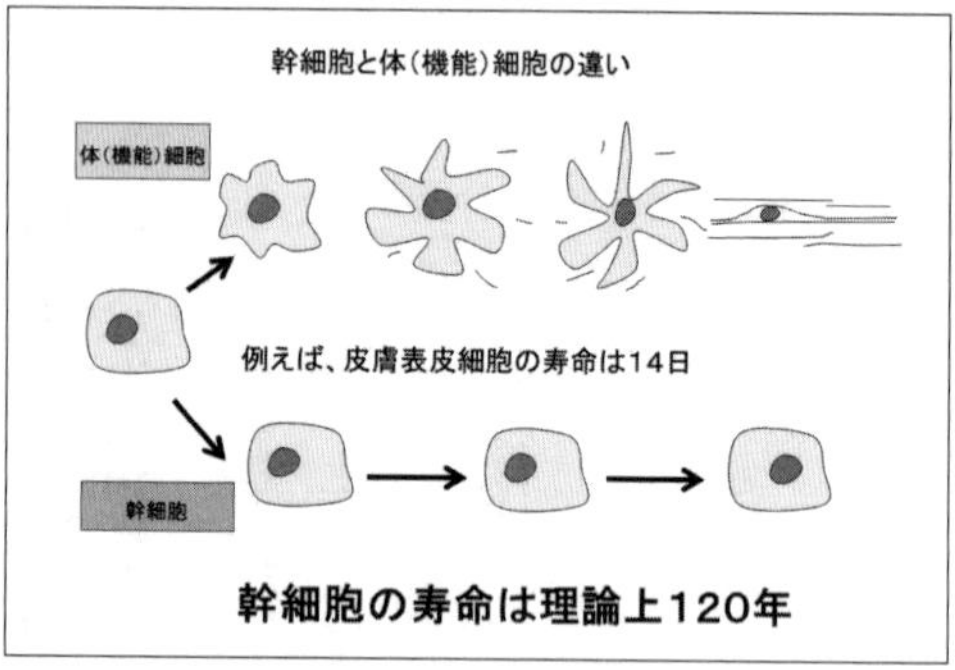

種類ごとに寿命の長さが違うのか、その理由は残念ながらわかっていません。

死んでいく細胞を補うために新たな細胞を生み出すことができる特殊な細胞が幹細胞です。一方、寿命がきたら死んでゆく細胞を機能細胞といいます。

幹細胞は機能細胞と違い、何度でも分裂する能力(自己複製能)をもっています。それと同時に、幹細胞は未分化で特定の機能をもっていませんが、いくつかの機能細胞に分化することができます(多分化能)。つまり、幹細胞とは、多分化能と自己複製能をもった細胞ということができるでしょう。

皮膚にも幹細胞が存在しており、皮膚の細胞が傷つくと表皮幹細胞が増殖して欠損を埋めてしまいます。グリーン教授が開発した培養皮膚は、この表皮幹細胞の働きを利用したものといえます。生体で見られる皮膚の再生をシャーレの中で再現したわけです。

もう一つ重要なことは、幹細胞が正常な機能を発揮して立体的な組織をつくるには、適切な環境が必要だということです。つまり、幹細胞の働きを助ける支持細胞が不可欠なのです。支持細胞は、幹細胞が働きやすい微小環境をつくっています。培養皮膚はシャーレという人工的な環境でつくられるので、生体により近い環境をつくることができる支持細胞が重要になってきます。グリーン教授が開発した３Ｔ３－Ｊ２細胞は一種の支持細胞で、表皮幹細胞と非常に相性がよいことで表皮層をつくることができます。私たちが、グリーン教授の論文どおりに培養皮膚をつくろうとしてできなかったのは、３Ｔ３－Ｊ２細胞がなかったからなのです。

日本の先端技術をアフリカの子どもたちへ

私たちが、口腔粘膜細胞を培養して表皮シートをつくる独自の技術の確立に成功したことは、すでに述べました。

この研究成果が評判になり、さまざまなメディアから取材の申し込みがありました。そのなかの一つに立花隆氏との対談の企画がありました。立花氏は著名なジャーナリストですから、どんな人物なのかという興味もありました。対談の日は1999年のクリスマスだったと思います。東京・神田の学士会館で2時間ほどお話をしました。立花氏は、私たちの研究を実によく理解されていて、しかも、聞き上手なうえに、的確な質問で研究を取材してくれました。まさに対談の名手という感じでした。今振りかえると、この対談が私の学者人生のターニングポイントの一つだったのかもしれません。

対談の翌月、雑誌『中央公論』にこの対談が掲載されました。送られてきた雑誌を医局でめくっていると、記事を読まれた日本財団の方から突然電話が入ってきました。

「アフリカの風土病にブルーリ潰瘍という病気があります。これを培養皮膚で治療するプロジェクトに協力してもらえませんか」

というお話でした。国際的なプロジェクトへの参加要請です。

私は、その病気について知識がありませんでしたが、調べてみるとブルーリ潰瘍とは、もともとマイコバクテリウム・ウルセランスという細菌の感染症で、熱帯・亜熱帯の国々で毎年6000人が発症しているとされ、患者さんのほとんどが15歳以下の子どもです。抗菌薬による治療は難しく、末期には重症の皮膚潰瘍を引き起こします。

皮膚潰瘍が広がっていくのを抑えるためには、ただれた皮膚の切除が行われますが、後遺症は深刻です。多くの子どもたちの傷跡は、ひきつれて手足が変形し、運動ができなくなってしまうのです。

日本人の粘膜細胞からつくった培養皮膚が使えるかもしれないと考えた私は、即座にアフリカ行きを決断しました。これでグリーン教授にも恩返しができるかもしれない、という思いが頭をよぎりました。

アフリカの風土病、ブルーリ潰瘍の治療に挑む

まずはじめに私がしなくてはならなかったのは、ジュネーブのＷＨＯ（国際医療機関）のアフリカ支援部局で培養皮膚の技術を説明することでした。ブルーリ潰瘍の治療を始めるには、ＷＨＯの承認と支援が不可欠だったからです。日本財団にせよ、われわれのような医師団にせよ、あくまでＷＨＯからの要請という形式をとる必要があったのです。そのためにＷＨＯに培養皮膚というものを理解してもらわなくてはなりません。

次に必要なのは、実際にブルーリ潰瘍というものを見て、培養皮膚が使えるかどうかを

判断することでした。ブルーリ潰瘍は西アフリカ全域で発生していましたが、視察の対象国としては、比較的治安が安定していること、日本の援助で設立された野口英世研究所があり協力してもらえること、そして英語が公用語であったことで、ガーナが選ばれました。

日本財団のお膳立てで、さっそく成田－ジュネーブ－アクラ（ガーナの首都）という旅程が組まれました。翌週、私はスーツケース一つで成田からアムステルダム経由でスイスに向けあわただしく飛び立ったのです。

アムステルダムまでは17時間超。大学での外来、手術、講義に忙殺されていたなかでのイレギュラーな仕事です。事前準備は全くできず、すべて機中で行わねばなりませんでした。睡魔と疲労でフラフラになりながらも私の気分は高揚していました。自分の開発した技術を世界で役立たせることができるかもしれないと。

ほとんど一睡もせず、ジュネーブに到着。その足でＷＨＯの会議室に向かいました。十数名の専門スタッフが私を待ち受けており、再生医療には全く専門外の科学者たちでしたが、熱心に話を聞いてくれました。培養皮膚の理解には、それほどの時間はかかりませんでした。ブルーリ潰瘍の治療に役立たせてほしいとのお墨つきを得たのです。しかしその後、実施に向けた詰めの討論の際、思いがけない話が始まりました。

要約すると「技術についてはよく理解した。ただ最近、米国のある製薬企業がエイズ薬の開発のためにアフリカで医療援助の名の下に臨床研究をした。ドクター・ウエダの今回のプロジェクトにはそのような意図はないか」というものでした。予想外の質問でしたが、今回のWHOとアクラ訪問はあくまで視察であること、本格的な始動は東京に帰って最終決定となること、この件については東京から正式に回答するということで切り抜けました。実はこの疑いを完全に晴らすために多くの時間と労力を必要とし、結局、実際の医療団が現地入りするまでに数か月の待機期間を余儀なくされたのです。

次に私が向かったのは、ジュネーブから南に飛行機で10時間の距離にあるガーナの首都アクラでした。アクラはギニア湾に面するガーナの首都で、町の中心にいる限りかつてのマニラやクアラルンプールのようなアジアの大都市と変わりはありません。いたるところにビルが林立して、道路は車で埋め尽くされています。ギョッとしたのは、交差点の敷石に色彩鮮やかな30㎝を超える大トカゲがうごめていたことで、このときにはアフリカに来たんだなという実感をもちました。

ブルーリ潰瘍の手術と医療援助の現実

ブルーリ潰瘍の患者さんが収容されていたのは、アクラから車でまる1日かかる山中の隔離病院でした。蚊やほかの昆虫を媒介にして感染症が広がるための処置であるとの説明を受けていました。病院まではユニセフ（国連児童基金）の車が送ってくれました。現地までの道路は舗装されておらず、極端なデコボコ道で、じっと座っていると衝撃で腰を痛めかねないので、走行中は常に腰を浮かしていなければなりません。車窓からは赤土の荒涼とした大地と、巨大な蟻塚が見えるだけです。6時間ほど走ったあと、車は山間部に入り、少しずつ緑が増えていき、頂上は一面芝生に覆われたなだらかな高原でした。

その一隅に灌木《かんぼく》に囲まれた集落があり、中央に病院と思われる赤いトタン屋根の建物、さらにその背後の山すそには病院関係者の住宅が並んでいました。

あらかじめ連絡がいっていたのか、到着すると院長のオランダ人医師が待ち受けていて、彼の案内で病院内の見学が始まりました。見学が始まって驚いたのは患者さんのすべてが小学生以下の子どもだったことと、その数の多さです。

付き添いの人を含めると、20畳ほどの病室に30人ぐらいの人が収容されているのです。廊下にも人があふれ、横たわる患者さんの間を縫うようにして一つずつ病室を回らねばなりませんでした。

病棟から少し離れた一番奥に、石造りの小さな部屋があり、手術室として使われていました。部屋に入ると、オランダ人医師からいきなり「今からブルーリ潰瘍の手術をするので手伝ってほしい」と伝えられました。問答無用という迫力があり、すでに予感のあった私はすぐに手術着に着替えました。

手術室の中央には一人の少女が麻酔で眠っています。左の側頭部に10cmほどの巨大な膿瘍があり、それを切除するのです。窓は開け放たれ、時折虫が飛んできます。麻酔器は第二次世界大戦中に英軍が使っていたという旧式のエーテル麻酔器、モニターは血圧計のみでした。

膿瘍の縁から約3cm離れた正常皮膚を切開して骨膜上で剝離《はくり》します。そのあと潰瘍と膿瘍をひと塊として切除し、切除部には皮膚移植などはせず、止血してガーゼを当てて手術終了です。このように手術は、実にシンプルなものでした。

オランダ人医師の話では、皮膚移植などをするために脚から皮膚を取れば、その場所が感染してブルーリ潰瘍ができるので皮膚移植はしない、とのことでした。

手術を介助しながら私の頭の中では、この事態をどのように日本財団や大学の医療チームに伝えるべきか、という問いが渦巻いていました。

日本の医療環境しか経験したことのないわれわれが、この想像を絶する現場で果たして役に立つことができるだろうかという疑問がとめどなく湧いてくるのです。その一方で、今、手術を終えたばかりの少女の顔には、巨大な皮膚欠損が残っている。このまま何もしなければ、この少女は生涯顔に大きな傷をかかえたまま暮らさなくてはなりません。この少女をほうっておいてよいのかという気持ちにもとらわれていました。

手術後、オランダ人医師の自宅に招待されました。生ぬるいビールを飲みながら語った彼の話は衝撃的でした。どこか虚無的な雰囲気を漂わせる60歳に近いとおぼしきこの医師は、長年多くの国でボランティア活動をしてきたとのことでしたが、先進国の医療援助がいかに的はずれであるかを、問わず語りに話してくれました。発展途上国への医療援助に必要なのは、お金ではなく人であること、先端医療ではなく教育であることを切々と語ってくれました。

帰路、再びアクラに戻る車の中で、この話が頭から離れませんでした。果たして私たちがやろうとしていることに意味があるのだろうか、という自問自答を繰り返していました。

この自問自答は東京に戻るまで続きました。私が最終的にガーナ・プロジェクトを進めるという結論を出したのは、成田に到着する直前でした。たしかに培養皮膚のような先端医療を、あの壮絶な医療現場に持ち込んだとしても直接の貢献は難しい。培養皮膚で十人程度の患者さんの治療はできるかもしれないが、何万人もいる患者さんを救うことはできません。しかし、もしわれわれの活動が国際的な関心を集めることができたなら、それを契機にブルーリ潰瘍という奇病に世界中から支援の手が差し伸べられるかもしれない、と考えたのです。私たちにできることは、患者さんたちの存在を世界中に知ってもらうことではないかと。

国際的医療支援に必要なものはお金ではない

迷いがふっ切れたあとの私の動きは迅速でした。「培養皮膚は使用可能である」という結論のもと、日本財団、名古屋大学の医療チーム、培養皮膚ベンチャー企業の協力を得て、さっそく総勢20名ほどのチームを結成しました。

ＷＨＯや外務省、日本航空が協力してくれたおかげで準備はあっという間に整い、日本人の細胞でつくった培養皮膚（はがき大１００枚）が空輸され、派遣チームは一路ガーナを目指しました。

私のアドバイスもあり、手術は隔離病院ではなく首都アクラのコレブ教育病院で行われることになりました。治療の対象となったのは、私が手術した少女を含め、いずれも腕や脚に巨大な潰瘍ができており、普通の治療法では治すことができない子どもばかりでした。失敗は許されないので、われわれは培養皮膚と自家移植を併用することで万全を期しました。２週間の滞在中、治療した子どもたちは９人。結果として、幸い全員、培養皮膚は生着しブルーリ潰瘍を治すことができました。

正直、ガーナ視察の前は、自分の開発した先端医療が、アフリカの難病治療に貢献できるかもしれないという高ぶる気持ちに満たされていました。しかし、隔離病院のオランダ人医師の話や、現地で医療活動を続けている野口英世研究所の日本人医師からも「途上国で本当に求められているのは、先端医療などではありません。普通の治療のための薬剤、手術器具、指導者が必要なんです。日本政府はお金の支援はしてくれるが、現場の医療への貢献度は低い」という話を聞いたことで、途上国援助のあり方を考えるようになっていました。

治療のために再びアクラを訪問したときには、高揚した気持ちはすでに冷め、どうすれば途上国の医療支援を本当に意味のあるものにできるかを考え続けていました。

滞在中は、何度も記者会見が行われ、われわれの活動が世界中のマスメディアで取り上げられました。それを見て、ブルーリ潰瘍の治療のために各国からボランティアが集まってきたのです。

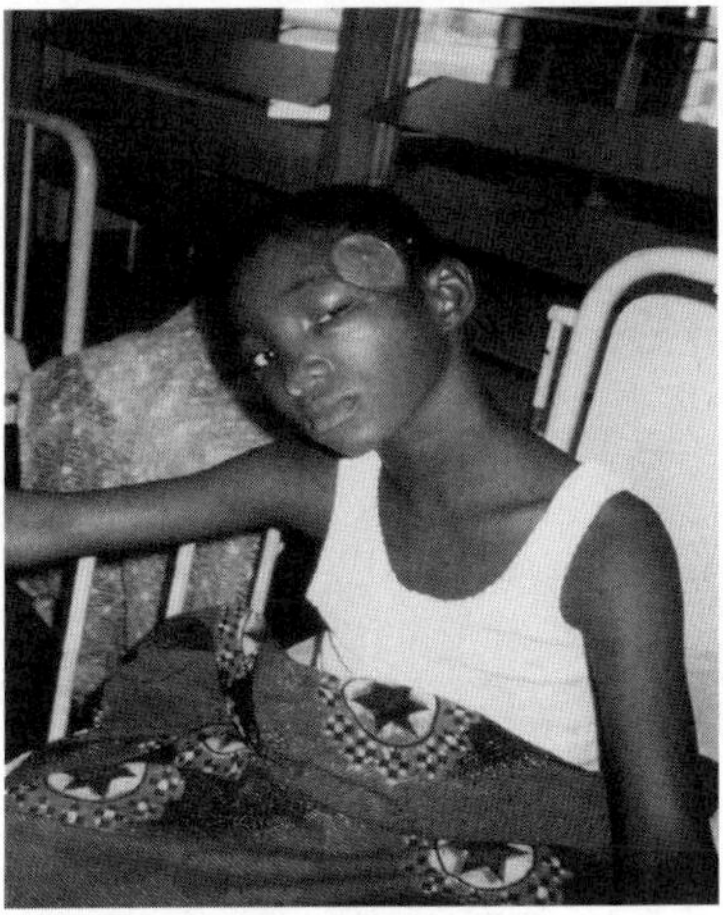
私が手術をしたブルーリ潰瘍の少女

そのなかには滞在費用などをすべて自費でまかない、ブルーリ潰瘍が多発している部落に住み込み、自らも感染のリスクを負いながら、発生原因を調べたり、病院に行けない患者さんのお世話をしたりするアメリカ人医学生たちや、ヨーロッパ各地から集まった多くの若い医師たちの活動もありました。彼らの医療活動は全くの無償奉仕です。
「医療が目指すものは、患者さんを救うこと」に尽き

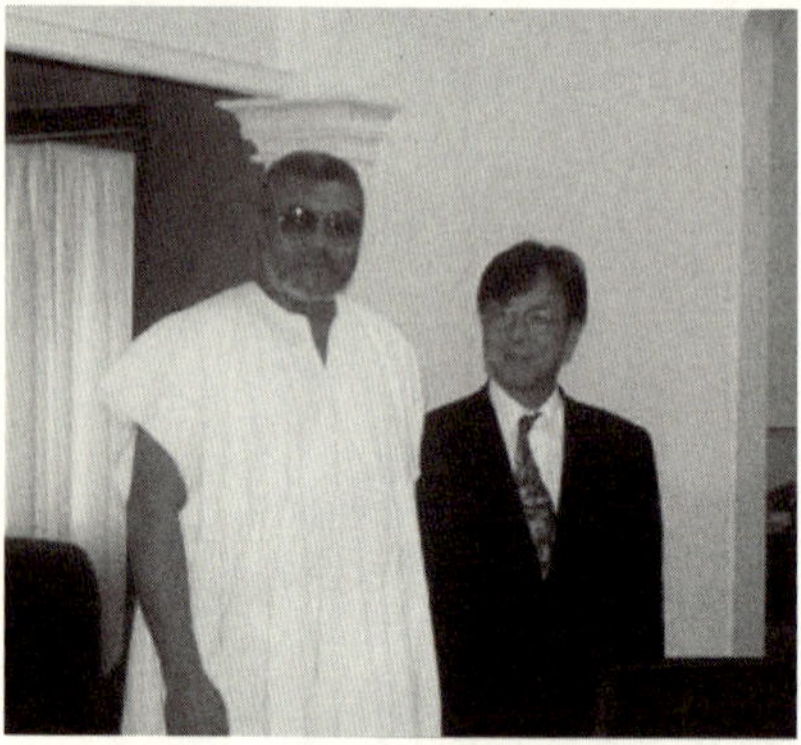

ジョン・クフォー、ガーナ大統領と私（2001年）

ます。私自身、常にそこに真摯《しんし》に向き合ってきたつもりです。ただ目的は同じでも、置かれた環境によって求められる形は変わってくるのだとも思います。こうした現実的な対応とともに、ガーナで目にしたボランティア医師たちのような精神が、今の日本に求められているものなのかもしれません。

　最後に心の温まるエピソードを一つご紹介します。日本のあるテレビ局が、私たちの活動のその後を取材するためにガーナを訪問したときの話です。その際、私が手術をしたあの少女にインタビューをしたそうです。彼女は今、看護師を目指していると目を輝かせた、と取材スタッフの人から聞いたとき、目頭が熱くなったことを付け加えておきます。

移植医療の行き詰まりが再生医療の必要性を生んだ

「再生医療とは何か」という、この章のテーマついてお話ししようと思います。

再生医療は、ここまで書いてきたように培養皮膚の研究と、それを使った熱傷などの治療から始まりました。このように培養皮膚の移植、観点を変えていえば、再生医療は、移植医療の延長線上に出てきた考え方ともいえます。どんな薬や手術をもってしても治すことのできない臓器や組織の損傷や病気で苦しむ患者さんを救うための治療法として発展してきた移植医療の成り立ちは、再生医療と軌を一にするものです。

移植医療の方向性としては、臓器移植による治療、ペースメーカー、人工臓器を用いる治療、人体の組織を再利用する治療が考えられてきました。再生医療は、細胞レベルの再生能力を利用した新しいタイプの人工臓器であり、臓器移植であり、組織の再利用と考えることもできます。

日本では、いわゆる脳死移植法（臓器の移植に関する法律）が制定されて20年あまりが経ちますが、脳死からの移植医療を取り巻く環境整備が整ったとはいえないのが現状です。アメリカの脳死からの臓器移植とは比べものにならない症例数しかありません。

脳死による臓器提供の少なさを補う形で発達したのが、肝臓や腎臓などの生体臓器移植です。しかし、生体臓器移植には、健康なドナー（臓器提供者）の体を傷つけなければならないという問題があります。

一方、日本は人工臓器の研究が進んでいたのですが、過去十数年を振り返ってみても、臨床レベルまで達した人工臓器は非常に少ないのです。

こうした二つの理由、つまり従来の移植医療の行き詰まりが、再生医療の必要性を生んだということがいえます。移植医療は、医学的な側面、移植技術や移植する臓器の性能の問題もさることながら、倫理上の問題、国や民族の死生観、信仰、社会システムなどがからみ合い、実に複雑な問題を抱えています。

臓器移植は、他人の臓器を取り出し、患者さんに移植するものです。人間には、本来自己と非自己、自分のものと自分のものではないもの（他人のもの、異物）を見分ける力が備わっています。他人のものが体内に侵入すると、いち早く察知し、攻撃を開始して他人のものを排除しようとする働きが、実に綿密なシステムのもとに繰り広げられます。これが免疫です。

他人の臓器を移植する以上、手術後、患者さんに移植された臓器や組織を排除するための攻撃が始まります。これが拒絶反応です。

臓器移植の歴史は、拒絶反応との壮絶な闘いと言い換えることもできます。すさまじい闘いが免疫学を発展させ、移植技術を進歩させ、より効果の高い免疫抑制薬の開発を促してきました。免疫抑制剤を服用し続ければ、拒絶反応を抑えることは可能ですが、感染症のリスクは高まります。がんになりやすくなるという報告もあります。

さらに、臓器移植の永遠の課題として、ドナーの不足が挙げられます。特に日本では、脳死移植法が定められてからでさえ、脳死を死と認めるかといった議論がくすぶり続けています。先ほども述べましたが、日本では脳死からの臓器移植はそれほど増加しておらず、子どもの先天性の心臓病などでは、いまだに海外で移植を受けるケースが多くみられます。いずれにしても、他人の臓器に頼る移植医療は、他人の死を待つ医療であり、ドナーの確保の難しさは、宿命ともいえます。

人工臓器による再生医療には限界があった

人工臓器というと、皆さんのなかには、心臓病の患者さんがいれば、心臓の一部を取り出してきて、３Ｄプリンターのような機械に入れて操作を加えると、健康で正常な心臓ができ上がり、それを患者さんに再び戻せば病気が治るといったイメージをもっている方がいるかもしれません。壊れた臓器を復元する、ポンコツをピカピカの新車にしてしまうといったイメージです。

人工臓器、あるいは再生医療と聞いても、一般の人にとっては、それらに明確な違いはなく、何となく混じり合った技術としての印象が強いのではないでしょうか。人工皮膚、人工弁、ペースメーカー、人工心臓、人工血管、人工骨・関節など人間の体のほとんどの臓器や組織に対して、人工臓器の研究が進められています。しかし、特に、心臓、肝臓、肺などの大型の臓器では、生体と材料の相性、耐用性、動力源の確保の問題やさまざまな副作用があり、十分な効果が得られないまま患者さんの社会復帰は望めないといった課題を抱えています。

アメリカでは、「ティッシュバンク（組織銀行）」というシステムが確立しており、人間の組織の再利用という役割を果たしています。ティッシュバンクは死体（ないしは脳死体）から、移植に使える臓器や組織を集め、ドナーの適性の評価、組織の加工、保存、配送までの一切を取りしきっており、一定の成果をあげています。日本では、アイバンクや骨髄バンクがありますが、それほど活用されているとはいえません。

このような移植医療の限界を一気に解決してくれる方策として、１９９０年代の終盤から２０００年代序盤にかけ、再生医学、再生医療への期待がふくらみ、私たちの研究も加速し始めます。２００２年10月１日には、私の勤務していた名古屋大学医学部附属病院では、再生外来がスタートしています。

バカンティ博士が提唱した組織再生の三要素

この頃、組織の再生には、幹細胞＋足場材料＋生理活性物質の三要素が必要であるという説が主流をなしていました。これは、アメリカの小児移植医であるジョセフ・バカンティ博士が提唱したものです。

幹細胞そのものについてはすでにお話ししました。

足場材料ですが、これは幹細胞が働きやすい環境を提供するための人工材料のことです。ビルの建築現場では、人が作業をしやすくするために足場が組まれます。これと同じように、幹細胞に三次元的な空間を提供すると同時に、再生組織の立体構造をつくります。

三つ目の生理活性物質というのは、幹細胞にさまざまな機能を発揮させるための信号を出す物質のことを指します。生理活性物質には、幹細胞の増殖のスイッチを入れるための物質、あるいは特別な細胞に分化するための物質などがあります。これらは、タンパク質でできていることが多く、ホルモンとかサイトカインと呼ばれています。「この三つの要素がそろってはじめて再生現象が起こる」とバカンティ博士は提唱したのです。

永遠に解決できない免疫拒絶の問題、子どもたちの体に大きな負担を強いる移植手術に嫌気がさした彼は、こうした問題を解消する根本的な治療法を模索していたといいます。この三要素の理論を確立したバカンティ博士は、弟である麻酔医のチャールズ・バカンティ博士、医療用高分子材料学の専門家であるロバート・ランガー博士の3人で、マウスの背中に人間の耳をつくり（耳介軟骨）、世界中を驚かせました。

第二期黄金時代のあと長い停滞期を迎えた再生医療

培養皮膚に始まった私たちの研究の方向性も、この概念に沿って進められました。培養骨、培養軟骨、培養角膜、人工神経、培養血管、培養骨、培養唾液腺などの研究が行われ、そのうちのいくつかは患者さんの治療にも用いられました。特に、歯槽骨による再生医療は、歯科用のインプラントの埋め込みには欠かせない技術であったため、60人以上の患者さんに治療が施されました。当時としては、世界的にみて圧倒的な症例数だったので、さまざまな学会でその報告をしています。

２０００年初頭には、日本組織工学会（のちに日本再生医療学会と合流）、日本再生医療学会、日本炎症再生医学学会など、関連学会が相次いで設立され、国は世紀をまたぐミレニアムプロジェクトを立ち上げ、次世代の医療技術として再生医療の研究に大型の研究費が助成されるようにしました。

まさに、再生医療の第二期黄金時代の到来を思わせました。

培養皮膚をつくった第一期のグリーン教授の時代からさらに発展し、バカンティ博士といった初期のスター研究者の活躍により、再生医療は世界中で関心を集め、花形分野として注目を浴びることになります。しかし、実状はあくまで研究レベルの成果であり、実際に患者さんの治療に応用できたのは皮膚と軟骨の再生だけで、臓器の再生では、多くの問題が存在することが明らかになってきたのです。そして再生医療の研究は、その後、長い停滞期に入っていくことになります。

実は、「はじめに」でお話ししたコペルニクス的転回のような再生医療は、この停滞と黄金律ともいえるバカンティ博士の三要素に対する疑問から生まれたものです。

ただし、この頃はまだその発見には至らず、私はひたすら三要素に則り、幹細胞至上主義的な再生医療の確立に必死に立ち向かっていました。この頃懸命に幹細胞を扱った研究を積み重ねた経験があるからこそ、その後の発見につながったことも確かです。

次章では、再生医療の主役と位置付けられている幹細胞について解説していきます。

第2章　幹細胞って、何だ？

私たちの体をつくっているのは200種類、37兆個の細胞

真夜中の研究室、シャーレの中で繰り広げられる生体の不思議。わずか直径10㎝足らずのガラス皿の中で、細胞が臓器へと変化を遂げていきます。その過程は、ちょっとした生命の進化のドラマを見るようです。シャーレという狭い世界で、私たちの体の中での営みが再現されています。

私たちの体は、いつも同じような状態のままでいるように見えます。しかし、体の中では絶えず細胞分裂が繰り返され、古い細胞から新しい細胞へと置き換えられているのです。その生命のもつ神秘ともいうべき細胞の営みを利用して、治療法のない病気を治したい、病気になった組織や臓器を元通りに再生させたい、それが再生医療を研究する者の望みです。そして、その主役となっているのが幹細胞という、あらゆる細胞を生み出す細胞なのです。

幹細胞がどのような細胞であり、どのような働きをしているかなどを理解するために、まず、私たちの体を細胞レベルで見てみることにしましょう。

人間の体は、約２００種類、37兆個の細胞からできています。心臓や肝臓、皮膚、骨など体を構成し、生命を維持するすべての組織や臓器は、細胞が集まったものです。そして、これらの細胞の一つひとつにはそれぞれに寿命があり、寿命を終えた細胞は自死し、その代わりに新しい細胞が生まれるという営みが絶えず繰り返されています。

そう考えると、何だか不思議な気分になります。変化を続けながら、ある一定の恒常性、基本的な環境を保っていること（体温や血圧、脈拍、呼吸数など）が、哺乳動物の特徴と考えることもできます。

人間は本来、１２０歳まで生きられる⁉

細胞ごとに寿命の長さが違う根本的な理由は、まだわかっていません。しかし、細胞の寿命がどのように決められているのかは解明されています。幹細胞を深く理解するために、細胞の寿命を決めているシステムについてお話ししておきましょう。

幹細胞からつくられた機能細胞は、細胞分裂を繰り返します。しかし、それぞれの細胞には、寿命、言い換えれば細胞分裂する回数が決められているのです。

日本人の平均寿命は、男性が81・09歳、女性が87・26歳（平成29年度「簡易生命表」厚生労働省より）で、過去最高を更新しています。ちなみに、日本人の100歳以上の高齢者は6万9785人います（厚生労働省調べ、2018年9月現在）。そのうち女性が6万1454人と、100歳以上の88％を占めています。寿命に関しては、女性が圧倒的に優位にあるといえます。

そして、女性の最高齢者が115歳、男性は113歳です。なぜ、最高齢についてお話ししたかといいますと、人間は本来、がんや脳卒中、心筋梗塞などの命にかかわるような大病にならなかったり、交通事故などの不慮の事故に遭わなかったりすれば、理論的には120歳までの寿命があるといわれているからです。この寿命を決めているのが、幹細胞の寿命なのです。逆に考えると、大病や不慮の事故に遭わなくても、細胞分裂は120年で最期を迎えるということです。

親から子どもに引き継がれる遺伝子情報

人間にかぎらず、生物の寿命はどのように決められているのでしょうか。その謎を解明したのが、エリザベス・ブラックバーン博士らの研究グループです。ブラックバーン博士、キャロル・グライダー博士、ジャック・ショスタク博士の三人は、「テロメアとテロメラーゼ酵素が染色体を保護する仕組みの発見」で２００９年にノーベル医学・生理学賞を受賞しています。

ブラックバーン博士らがノーベル医学・生理学賞を受賞する理由となったテロメアこそが、それぞれの細胞の寿命を決めているのです。テロメアとは、いったい何物なのでしょうか。テロメアを理解するために、「染色体」や「遺伝子（ＤＮＡ）」のお話をします。

私たちは、両親や兄弟、祖父母など近親者に体型や顔の特徴などが似ています。親子や兄弟なのだから当然といえば当然のことです。このように、体質や血液型、性格、顔などの生物学的特徴が、親から子どもへと受け継がれることを遺伝（遺伝形質）といいます。遺伝のもととなっている因子が遺伝子です。

染色体の端にある
テロメアの役割とは一体何なのか？

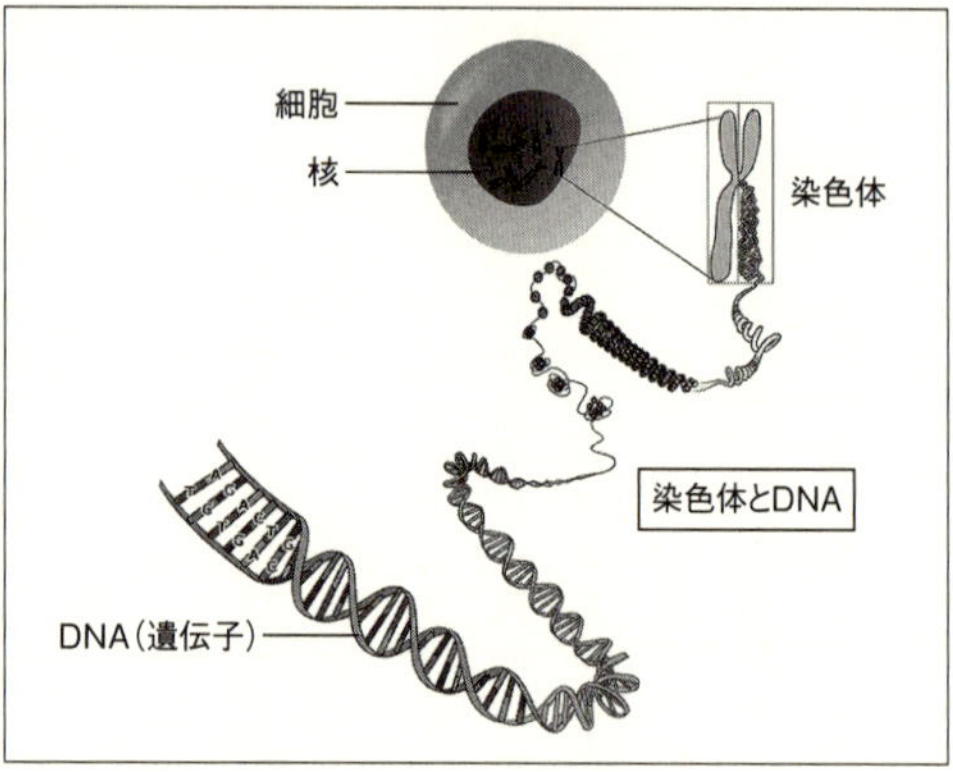

この遺伝子は、細胞の中心に存在する核の中にある染色体の上に並んでいます。遺伝子の正体は、４種類の塩基とリン酸、糖からできているＤＮＡ（デオキシリボ核酸）で、遺伝の設計図に相当します。

ちなみに、１９５３年、ジェームズ・デューイ・ワトソン博士とフランシス・クリック博士、モーリス・ウィルキンス博士らの研究によって、ＤＮＡは「二重らせん構造」になっており、細胞が分裂するときに遺伝子情報（ＤＮＡの塩基配列）が正確にコピーされ、親から子どもに受け継がれることを発見しました。親子の間で生物学的特徴が受け継がれるカギは、ＤＮＡの二重らせん構造にあったのです。

細胞の寿命を決めているテロメアの話に戻りましょう。

テロメアはどこに存在するのでしょうか。

テロメアの「テロ」はギリシャ語で「端」という意味です。一方、「メア」は「部分」を意味しています。つまり、テロメアは「端の部分」ということになります。それでは、テロメアは何の端にあるのでしょう。その答えは、染色体の両端です。

ここでようやく染色体とテロメアが結びつきました。それではテロメアは、染色体の端でどのような役割を果たしているのでしょう。

ここで１本の靴ひもを例にとって、テロメアの役割をお話ししましょう。靴ひもの両端を意識して見たことがありますか？　靴ひもの両端は、テープや接着剤などで固められています。これは何のためでしょう。靴ひもは、何本かの糸を編んでできているので、何度も靴ひもを結んでいるうちに、両端がほつれることがあります。靴ひもの両端のほつれを防ぐために、テープや接着剤などで保護されているのです。

さて、ＤＮＡもらせん状に長く続くひものような形状をしています。その末端はとても敏感で、細胞の狭い核のなかでＤＮＡの末端どうしが接触すると、過剰に反応を起こします。そうなると、ＤＮＡの遺伝情報が壊れてしまう危険性があります。つまり、細胞分裂するときに、本来の正しい遺伝情報が伝わらなくなる可能性があり、正確な複製ができなくなってしまいます。テロメアは、こうしたDNAの末端の損傷を防ぐための鞘《さや》の役割を果たしているのです。

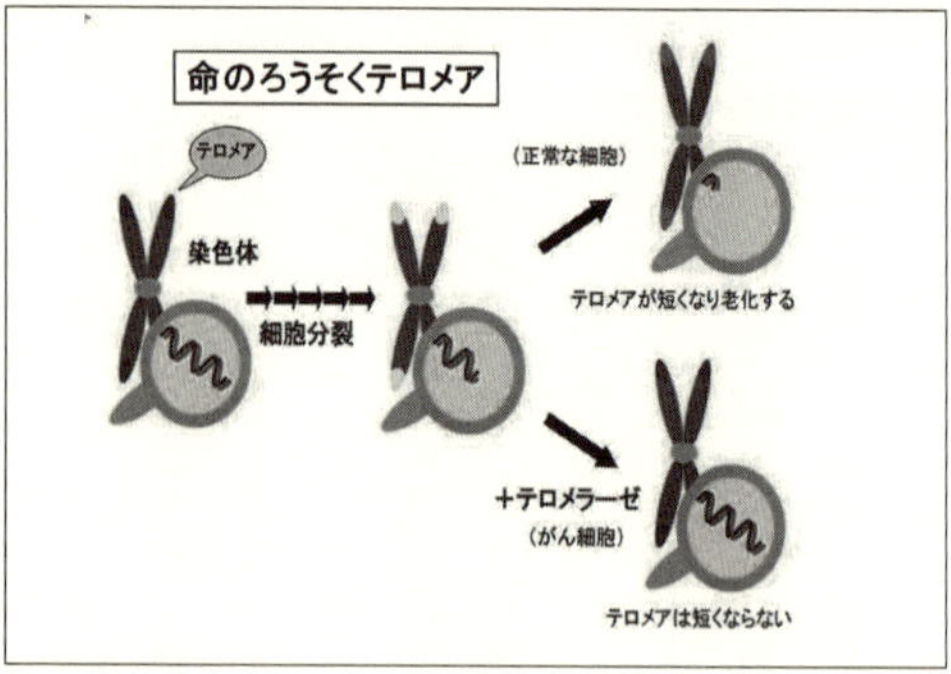

〝命のろうそく〟といわれるテロメアが細胞の寿命を決めている

テロメアには、もう一つ重要な役割があります。

人間の細胞は、分裂を繰り返して古い細胞から新しい細胞に入れ替わっていることは、ここまで何回かお話ししてきました。

皮膚を例にとって説明しましょう。皮膚は、表面から表皮、真皮、皮下組織で構成されています。表皮は、深部から基底層、有棘《ゆうし》層、顆粒《かりゅう》層、角質層の4層からできています。一番深部にある基底層の細胞が分裂して、次々に新しい細胞が生み出されていきますから、前にできた細胞はどんどん押し上げられていきます。最後は、表皮の一番上の角質層に達しアカとなって皮膚からはがれ落ちます。

私たちの細胞は、分裂することで古くなった細胞を新しい細胞に置き換えていきますが、このような細胞分裂を繰り返していると、やがて分裂を停止してしまい、アポトーシスといって自ら死んでしまうのです。細胞の自死は必要なことで、さもないと細胞が山のように盛り上り、人の形が変わってしまいます。

それぞれの細胞分裂の回数を決める役割をしているのがテロメアです。テロメアは、細胞分裂によってＤＮＡが複製されるたびに少しずつ短くなっていきます。細胞が分裂を繰り返してテロメアがある程度短くなると、その細胞はそれ以上分裂できなくなるのです。そのことから、テロメアは、火を付けると燃え尽きてしまうろうそくにたとえて、〝命のろうそく〟ともいわれています。

それでは、なぜテロメアがある一定の短さになると、細胞分裂が止まってしまうのでしょうか。その理由については、まだはっきりとは解明されていませんが、一つの有力な仮説を紹介しておきましょう。

テロメアは、染色体の遺伝情報を保護する役割をしているとお話ししました。テロメアがなくなってしまうと、ＤＮＡの末端が保護できなくなってしまいます。その結果、ＤＮＡどうしが結合して異常なＤＮＡができてしまうと、間違った遺伝情報をもつ細胞ができてしまったり、細胞が死んでしまったりします。そうした事態を防ぐために、細胞分裂を繰り返してテロメアが一定の短さになると、細胞分裂が停止するようになっているというものです。

細胞分裂するときには、二重構造になったDNAの塩基配列が1本ずつ解かれて、解かれた2本の塩基配列が複写されます。この塩基配列の複写をするのが「DNAポリメラーゼ」という複写酵素です。

テロメアにも、DNAのDNAポリメラーゼに相当する複写酵素が存在し、「テロメラーゼ」といいます。幹細胞や生殖細胞では、このテロメラーゼが活性化してテロメアを伸ばすことで分裂をする回数を延長しています。

幹細胞や生殖細胞以外の細胞では、テロメラーゼが活性化しないようになっているために、決められた回数以上は細胞分裂をしないのではないかとされています。ただし、造血細胞や免疫細胞、上皮細胞などの頻繁に細胞分裂をする必要がある細胞では、一時的にテロメラーゼが活性化してテロメアを伸ばしています。

がん細胞は無限に細胞分裂をして増殖します。これは、がん細胞でもテロメラーゼが活性化するためなのです。

ここまで、テロメアによる細胞分裂をコントロールする仕組みをお話ししました。細胞分裂のたびにテロメアが短くなり、ある一定の短さになると、細胞は分裂を停止し自死してしまいます。しかし、そのシステムにも例外があり、幹細胞は短くなったテロメアを伸ばすことで、細胞分裂を繰り返しています。

たった一つの受精卵から分化し自分の役割を果たす細胞たち

さて、全身の37兆個にのぼる細胞が、それぞれの寿命に応じて、古い細胞から新しい細胞に入れ替わっているということは、死んでいく細胞の代わりとなる若い細胞がつくり出されているということです。細胞のなかには、寿命が来る前に何かしらの理由で傷ついたり、病気やけがのために死んでしまうものもあり、そうしたときに、失われた分の細胞を補充するのも幹細胞の役割です。

私たちの体は２００種類の細胞からできているといいましたが、２００種類というのは、その細胞の役割によって分類されたものです。

幹細胞は、新しい細胞をつくるという役割をもった細胞ですが、ほかの細胞もまた、何らかの固有の役割をもって働いています。

例えば、皮膚は体の外部と内部を隔てるバリアの役割を担い、心臓は全身に血液を送るポンプの役割を果たし、肝臓は体にとって必要な物質をつくり出したり、不要になった物質や有毒物質を分解して無害なものに変える役割を担うというように、自分の持ち場で仕事をしているのです。このように細胞が自分の役割をもった細胞になっていく過程を、「分化」と呼んでいます。

では、細胞の役割はどのように決まっていくのでしょうか。

私たちの体を形づくる細胞は、もとをたどるとたった一つの細胞である受精卵に行き着きます。受精卵は、卵子に精子が受精することで生まれた細胞です。このたった1個の細胞が分裂を繰り返しながら、体のすべての細胞をつくり出します。

どんどん分裂していく過程で、一つひとつの細胞は自分がどのような細胞になるか、つまり、どんな役割をもった細胞になるかが決まっていきます。神経になる細胞、筋肉や血液になる細胞というように役割が決まると、それに合った形、機能を備えて、適切な場所におさまっていきます。

具体的に筋肉の細胞を例にとってお話ししましょう。

一口に筋肉といっても、果たす役割によって、筋肉の細胞の形や構造は異なります。筋肉として分化する細胞は、自分の役割に合った形や機能へと分裂してくのです。筋肉には、横紋筋と平滑筋があります。さらに、横紋筋には、骨格筋と心筋があります。

骨格筋は、腕や脚、胴体などの骨に結合して、しなやかな体の動きをコントロールしています。また、心筋は心臓を形づくり、血液を送り出す強靱《きょうじん》な筋力をもっています。一方、平滑筋は、内臓壁や血管壁を形成する筋肉です。

骨格筋は、自分の意思で動かすことのできる随意筋であるのに対して、心筋や平滑筋は、自律神経やホルモンによってコントロールされ、自分の意思ではコントロールできない不随意筋です。このように、同じ筋肉の細胞といっても、それぞれの役割を担うための構造や機能に分化していくのです。

幹細胞はいろいろな細胞に分化できる未分化細胞

お母さんの子宮の中で受精卵の分化が進み、それぞれの細胞がほぼ自分の役割を果たせるようになると、晴れて胎児は、赤ちゃんとしてお母さんの子宮から出てきます。胎児や新生児の体の中には、役割がまだ決まっていない細胞が数多く存在します。これらの細胞をまだ分化が終了していない細胞という意味で「未分化細胞」と呼びますが、この未分化の細胞こそが幹細胞なのです。

大人になってけがなどで傷ができると、なかなか治りませんし、傷の跡が残ります。しかし、新生児では、傷ができてもほとんど傷跡が残りません。これは、体中に幹細胞がたくさん存在していて、傷ができると皮膚に分化する細胞をどんどん供給できるからなのです。前章の冒頭でトカゲやプラナリアのお話をしました。たとえは悪いですが、胎児はトカゲやプラナリア並みに体中に幹細胞が存在しているのです。

つい最近まで、複雑な細胞分裂を経て体外に出てくる人間のような高等な多細胞生物の細胞は、ほとんどが分化を終了しており、血液や皮膚、毛髪といった一部の細胞しか未分化細胞は存在していないと考えられていました。ところが実際には、人間の体にも、考えられていた以上にいろいろな未分化細胞、つまり幹細胞が存在していることがわかってきました。

特に、脳や脊髄にかかわる中枢神経系の細胞には幹細胞はなく、子どものころに脳が完成したあとは、神経細胞が再生されることはなく、死んでいく一方だと考えられてきました。これは、「カハールの呪い」と呼ばれたりします。

ノーベル賞を受賞したスペインの著名な神経解剖学者、サンディアゴ・ラモン・イ・カハール博士が１９２０年代の論文で「一度損傷を受けた成体哺乳類の中枢神経系（脳、脊髄）は再生しない」と述べたことが、長年にわたって専門家の間でも信じられていたのです。しかし、最近になってそれに疑問をもつ研究者が登場し、研究が進められ、中枢神経にも幹細胞が存在することが明らかになりました。

幹細胞が細胞分裂することで、分化する細胞を供給している

たった一つで、37兆個の細胞の基となっている受精卵は、いわば究極の幹細胞ということもできます。

一度分化を終えた細胞は、ほかの細胞に変化することはなく、体の中で果たす役割が変わることもありません。そういう意味で、多くの細胞は運命が決まっているといえるわけです。一方、幹細胞は二つの能力があります。

第1章でも述べましたのでおさらいになりますが、一つは、自分と同じ能力をもった幹細胞に分裂することができる能力（自己複製能）です。そうしてもう一つは、体をつくっているさまざまな細胞をつくり出す能力（分化能）です。

幹細胞は、分化する細胞をつくり出そうとするときに、細胞分裂によって二つの細胞になりますが、このとき一つは目的の細胞に変化し、一つはもともとの自分、幹細胞として維持されます。理論的には、なくなった細胞を修復するために分裂を繰り返しても、幹細胞自身がなくなってしまうことはないということになります。

ただし、テロメアの項でお話ししたように、幹細胞はテロメラーゼによって分裂回数を伸ばすことはできますが、それにも限界があります。先ほど、胎児や新生児の時期には、体中に幹細胞が存在すると述べましたが、加齢とともに幹細胞は減少していきます。

話は横道にそれますが、老化するとは、幹細胞が減少していくことなのです。また、理論的には、人間は１２０歳まで生きられますが、なぜほとんどの人間が本来の寿命といわれる１２０歳まで生きられないかというと、幹細胞が次第に減少することで、病気によって破壊される細胞が増え、幹細胞による細胞の供給や細胞自身の分裂が追いつかないためなのです。

幹細胞には組織幹細胞と多能性幹細胞の二つのタイプがある

さまざまな種類の細胞をつくり出すことができる幹細胞には、二つのタイプがあります。

一つは、皮膚や血液など、ある程度決まった組織や臓器に存在し、「オレの役目はこれだ」とばかりに、頑固に古い細胞の代わりになる新しい細胞をせっせとつくり出すもので、こ

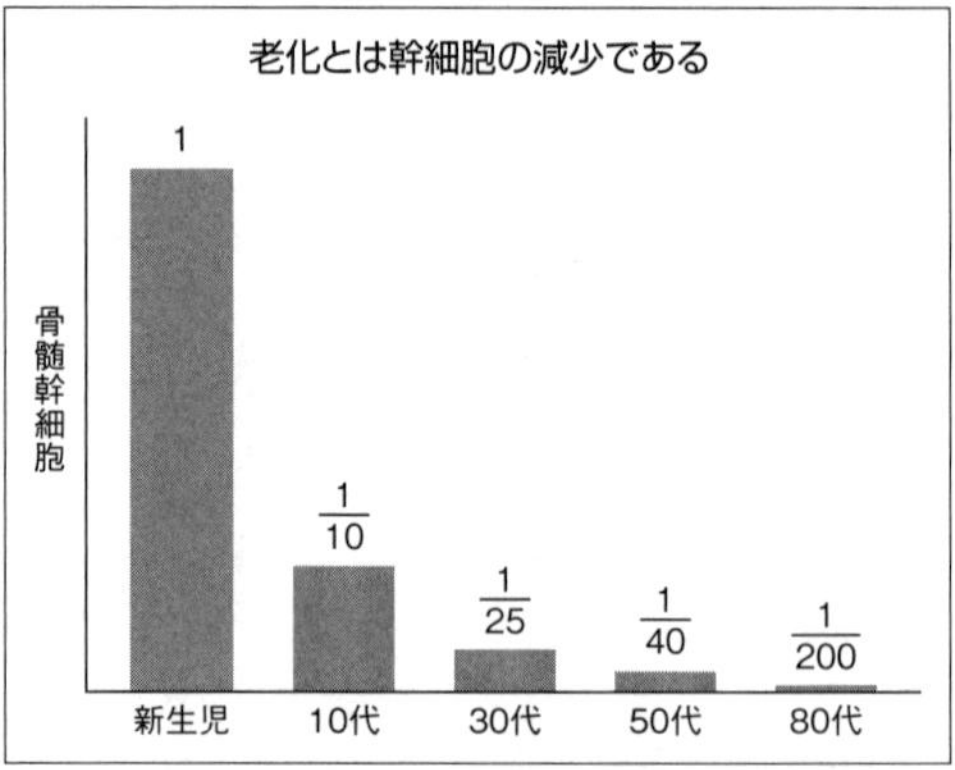

Tissue Engineering-Application in Maxillofacial Surgery and Periodontics Quintessence Publishing Co, Inc

れを組織幹細胞（体性幹細胞、成体幹細胞）といいます。

もう一つは、いわば横綱級の幹細胞とでもいうべき、体のどのような細胞にでも分化できる能力をもっている幹細胞で、多能性幹細胞と呼ばれるものです。

組織幹細胞は、存在している組織や臓器、役目によっていくつかの種類があります。神経系の細胞をつくる神経幹細胞、皮膚の細胞をつくる上皮幹細胞、肝臓の細胞をつくる肝幹細胞、血液系の細胞をつくる造血幹細胞、そのほか生殖幹細胞、間葉系幹細胞、骨格筋幹細胞、また、胎児の血液に含まれている（へその緒から取り出す）臍帯血幹細胞などの種類があります。

組織幹細胞を用いた治療法の研究もされていますが、安全性と有用性が確認されているのは、白血病などの血液のがんに対して造血幹細胞を移植する骨髄移植です。実際の再生医療としては、最も研究の進んでいる分野です。人間の再生能力が、トカゲやプラナリアより劣っているのは、体内に存在している幹細胞の数が少なく、さらにその幹細胞の分化能が低いからです。
ただし、先ほどもお話ししたように、胎児や出生直後の新生児には、トカゲやプラナリアに限りなく近い再生現象が起こります。新生児の皮膚はみずみずしく、仮にけがをした場合でも、ほとんど傷が残らずにきれいに治ります。それは新生児の体内には幹細胞が大量に存在しているからです。

しかし、残念ながら、新生児のころにはたくさんあった幹細胞も、加齢に伴い、急激に減っていってしまいます。

例えば、骨髄や脂肪のなかには間葉系幹細胞と呼ばれる幹細胞があり、これは骨や軟骨などをつくります。新生児のときのこの細胞の量を1とすると、18歳では約10分の1、50歳では約40分の1、80歳になると約２００分の1に減ってしまうといわれています。年をとるにしたがって、人間のもつ再生能力は失われていくといえます。高齢者の骨折がなかなか治りにくいのも、しわができるのも、幹細胞が減少するためです。しかし、考え方を変えると、新生児の約２００分の1であっても再生能力はゼロでないのです。幹細胞がもっている残された力を最大限利用して、再生能力を増幅させることはできないか、いや、できるはずだというのが、再生医療の原点なのです。

人工的につくり出した多能性幹細胞がＥＳ細胞やｉＰＳ細胞

一方、人工的につくり出す多能性幹細胞が、ＥＳ細胞（Embryonic Stem Cell）やｉＰＳ細胞です。

ＥＳ細胞は、胚《はい》性幹細胞とも呼ばれます。

胚というのは、人間の体をつくっている細胞の源である受精卵が、数回の分裂を経て１００個程度の細胞の塊になったものを指し、この胚の内部にある細胞の塊を取り出して培養したものがＥＳ細胞です。

受精卵から胚という一つの生命体となり、新生児に育っていく可能性をもつ細胞に手を加えるという意味で、抵抗を覚える人たちもいて、ＥＳ細胞の研究は大きな倫理的な問題を含むことになり、厳しい規制のもとにおかれています。生命の起源に対する宗教上の解釈もあり、アメリカでは政権交代のたびに規制の緩急が揺れ動いています。

そして、多能性幹細胞といえば、いまや再生医療の代名詞になっているともいえるｉＰＳ細胞があります。ｉＰＳ細胞は、ふつうの細胞からある種の操作によって人工的につくり出された多能性幹細胞です。倫理的な問題から解放され、一定の役割にしか分化できない組織幹細胞とも異なり、体のどんな細胞にもなれる万能細胞を手にできたのですから、その技術の開発に対し、再生医療の切り札として多くの期待を集めたのは当然といえるでしょう。ｉＰＳ細胞については、次章で改めて解説します。

組織幹細胞と多能性幹細胞の大きな違いは、組織幹細胞は体外で培養してもある程度しか増殖しませんが、多能性幹細胞は培養皿の中で、ほぼ無限に増殖することです。ただし、何の細胞にでもなれる可能性をもってはいるものの、目的の細胞に思い通りに分化させる難しさやがん化など、解決すべき問題もあります。

「再生医療とは幹細胞の補充療法」という方向性で競って研究が始まる

人体のすべての細胞をつくり出すことができるのが、多能性幹細胞であることはおわかりいただけたでしょうか。

また先ほど、骨や軟骨などをつくる骨髄や脂肪の中に存在する間葉系幹細胞は、新生児のときの量を1とすると、18歳では約10分の1、50歳では約40分の1、80歳になると約200分の1に減ってしまうというお話をしました。また、そのことが、老化の実態であり、命にかかわるような病気の原因であると述べてきました。

そこで誕生したロジックが、幹細胞が10分の1になってしまうのなら、減少した10分の9の幹細胞を補充すればいいのではという幹細胞補充療法です。

とても単純なロジックですが、それゆえに世界中の研究者が、ここ十数年このロジックを再生医療の基本的な考え方として、研究が進められてきたのです。

かくいう私も、この幹細胞補充療法＝再生医療と信じて、研究を続けてきました。そして、ヒトES細胞やiPS細胞による再生医療の臨床研究も、幹細胞補充療法の延長線上にあります。

グリーン教授の開発した培養皮膚は、皮膚の表皮層に存在するケラチノサイト（表皮幹細胞）を培養したシート状の組織ですが、血管や脂腺、汗腺、毛根などのある真皮層は含まれていません。そのため、真皮層に達するような深い傷の治療には、グリーン教授の開発した人工皮膚は使えません。また、脂腺や毛根、汗腺などがないため完全な皮膚とはいえませんでした。

グリーン教授が培養皮膚に成功したのと同じ時期に、培養真皮、表皮と真皮の2層からなる培養皮膚が開発されました。これらはすべてアメリカで商品化されています（商品名Aprigraf）。追随するように世界中で培養皮膚の開発が進められました。この頃が再生医療の第一期黄金時代といってよいでしょう。

表皮は体の表面を覆う薄い膜状の組織ですから、表皮の細胞だけでつくることができます。しかし、立体構造をもった骨や軟骨のような硬組織は、これらの細胞のほかに立体構造を形づくる足場となる人工材料が必要になります。さらに、細胞の機能を調節する生理活性物質も必要になります。前章でお話ししたように、幹細胞と足場となる人工材料、生理活性物質が再生医療のための三要素であるという概念が、ジョセフ・バカンティ博士によって提唱されました。

バカンティ博士は、グリーン教授らよりも遅く現れた研究者でしたが、三要素概念と生体組織工学という言葉の発明者として、世界的に有名になりました。それ以降、再生医療研究は、幹細胞と足場となる人工材料、生理活性物質が必要であるとして研究の方向性が決まり、世界中の再生医療研究者が競って研究を始めました。

ただし、私の個人的な印象では、この時期の再生医療は皮膚や骨、軟骨といった、いわゆる生体組織工学の技術で再生される組織が中心で、肝臓や膵臓《すいぞう》のような臓器の再生は射程外でした。ですから、再生医療のうたい文句である「臓器移植にとって代わる」というのは、将来の夢として語られていたにすぎませんでした。

臨床経験を積むうちバカンティ理論に対する疑問が湧いてくる

ここで、バカンティ理論に基づいた再生医療の一例を紹介しておきましょう。

2006年、京都府立医大の松原弘明博士ら（当時）は心筋梗塞の患者さんの治療に、骨髄の幹細胞、足場材料としてゼラチン、生理活性物質として線維芽細胞増殖因子（bFGF）を応用し、心筋の再生で日本初の成功を収めています。これはバカンティ理論を実際の心臓再生医療に応用した例として注目を集めました。

通常、いったん線維化してしまった心筋は元に戻ることはありません。しかし松原博士らの報告によると、幹細胞、足場材料、生理活性物質の三者併用によって線維化した梗塞部を約半分まで減らすことに成功したのです。当時、このような足場材料や生理活性物質を幹細胞と同時に移植するという研究が盛んに行われていました。そして、多くの例で組織の再生がみられていたのです。

しかし、体の中に移植された幹細胞が、どのようなメカニズムで組織を再生するのかという研究は十分ではありませんでした。それがバカンティ理論のドグマ[※1]ですから、それに対して疑問をはさむ余地はなかったのです。

当時は私たちもバカンティ博士の理論に疑問をもっていませんでした。治療できない病気によって破壊された組織や臓器を再生するために、幹細胞を移植すれば、自然に幹細胞が特定の細胞に分化して組織や臓器をつくってくれる（再生させる）と信じられていました。移植された幹細胞は局所にとどまって、しっかりと機能も再建すると考えられてきました。当然、移植する幹細胞の数が多ければ多いほど再生される組織も増えるはずです。

世間では再生医療に対する期待は大きく、私もその旗振り役の一人でした。しかし、多くの臨床経験を積むなかで「再生医療はモノにならないのではないか」という疑問や不安が渦巻いていきました。というのも、肝心の幹細胞の働きについてわからないことが多すぎたからです。

自分のなかで、しだいに膨らんでゆく疑問に追い詰められるとともに、バカンティ理論に基づくロジックにも疑問をもつようになりました。

たしかに幹細胞を移植し、棲みやすい空間を与え、働きを助ける成長因子などを供給することで、組織の再生は起こるかもしれません。そして実際に組織が再生しています。

しかし、臓器が破壊され線維化してしまったら、その細胞に栄養や酸素を運ぶ血管はなく、まるで砂漠の中の一軒家で暮らすようなもので、移植した幹細胞はたちまち死んでしまうのではないか。そのような環境で幹細胞が生き残り、増殖と分化を繰り返しながら、組織や臓器を再生できるのだろうか。幹細胞の能力を過大評価しすぎると本当の再生のメカニズムが見えなくなってしまう。再生の主役はほかにいるのではないか、という疑問が次々と湧いてきたのです。

※1　ドグマ……偏見的な説や意見。

再生した骨の中に移植した幹細胞がほとんど見当たらない!?

幹細胞が再生の主役であるという考え方に疑問をもった私は、簡単な骨の再生実験をしてみました。

この再生実験では、犬の顎の骨に直径１㎝、深さ１㎝の同じ大きさの欠損を三つつくります。一番目の欠損には１０００個、二番目には１万個、三番目には10万個の骨幹細胞を移植しました。もし幹細胞が骨再生の主役であるならば、再生した骨の量は三番目、二番目、一番目の順になると考えるのが妥当です。さらに、再生した骨の中には、移植した骨幹細胞がたくさん見つかるはずです。

結果はどうだったでしょうか。１か月後、それぞれの欠損部を調べました。三個の骨の欠損部分に再生した骨の量は、幹細胞の数に比例しておらずバラバラでした。そして、再生した骨の中に、移植した幹細胞をほとんど見つけることができませんでした。これは、私にとって予想外の結果です。バカンティ理論に完全に矛盾しています。

次に、同じような骨の欠損に、犬自身の骨幹細胞、別の犬の骨幹細胞、豚の骨幹細胞をそれぞれ同じ数だけ移植しました。予想では、犬自身の骨幹細胞を移植した場所だけに骨が再生するはずでした。ほかの欠損には骨ができないはずです。なぜなら、別の犬や豚の骨幹細胞では、免疫機能による拒絶反応が起こり、移植した骨の細胞は死んでしまうからです。ところがどうでしょう。三個の欠損部には、ほとんど同じくらいの骨が再生したのです。衝撃ではありませんか。

幹細胞が骨再生の主役ではなかった

さて、この二つの実験ではっきりしたことは、次の三つです。

●移植した幹細胞の数と再生した組織の量に相関がなかったこと
●移植した幹細胞は再生した組織の中にほとんど生存していないこと
●犬自身の骨幹細胞の移植と、ほかの犬や豚の骨幹細胞と結果があまり変わらないこと

これからいえることは、幹細胞は骨再生の主役、つまり、再生医療を担う主役ではないということです。

それでは、再生医療の主役は、一体にどこにいるのでしょうか。

私は、三十数年、再生医療に関わってきた経験から、免疫拒絶や貪食《どんしょく》細胞の攻撃を受けるような「細胞」ではなく、もっと小さな液性の生理活性物質が細胞の再生に重要な役割を果たしているのではないかと考えました。

しかも、液性の物質の働きは永続的なものではなく、再生の場を整えたり、きっかけをつくるだけで、実は本当の主役は、生体内にもともと存在する幹細胞ではないかという仮説を立てたのです。

それでは、推定される液性の物質とは、どのようなものなのでしょうか。私は、幹細胞が産生するさまざまな生理活性物質ではないかと考えました。活発に活動する幹細胞は、大量のサイトカインや成長因子などの生理活性物質を生産することが知られています。しかも、これらの幹細胞が産生する生理活性物質は、培養液の中で大量に見つかっています。

実験結果と私の推論を総合すると、幹細胞を培養した培養液は組織再生の重要なわき役として本当の主役である体内の幹細胞の誘導者であり、引き立て役になっているのではないかとの仮説が成り立つわけです。

この実験がきっかけとなって私の再生医療は、それまでとは全く異なる方向へ進み始めたのです。まさに、コペルニクス的転回が起こったのです。そのことについては第4章で詳しくお話しすることにします。

培養細胞を使った再生医療につきまとう三つの問題点

ここまで培養した幹細胞を移植する再生医療の流れと、バカンティ理論に対する疑問をお話しししてきました。このドグマは、1980年代に誕生し、もうかれこれ30〜40年信じられてきました。実際に、今現在もこのドグマに沿ってさまざまな研究が続けられていま す。

ところが、培養した幹細胞を移植する再生医療には、いくつかの問題があります。

一つ目は幹細胞のがん化のリスクです。移植される幹細胞は、培養という不自然な環境下に置かれており、しかも、爆発的に増やされます。つまり、増えることを強制されているわけです。その結果、培養した幹細胞の染色体に異常が起こりがん化の危険性が生じます。培養された幹細胞のがん化については、現在でも明確な基準はありません。どのような条件を備えていれば、幹細胞は安全なのか、反対に、どのような状態ならばがん化するのか、誰も答えをもっていません。

「遺伝子を調べればいい」という意見もあります。しかし、遺伝子の変異とがん化は同じではありません。遺伝子に異常があってもがん化しないこともあり、遺伝子に異常がなくてもがん化することもあるのです。

培養細胞のリスク

1. がん化
2. 血栓形成
3. 有効性

再生医療等安全性確保法（2014/11/25）
規制当局への届け出・承認が必要

日本人の思考では、「少しでも遺伝子の異常にがん化の可能性があるなら治療には使わない」となります。リスクを定量化できない以上、国による文化や精神風土が介入する余地があり、結局、日本では極端な安全至上主義によって新規医療が生まれにくくなっています。

少し話がそれますが、ほかに治療法がなく、リスクがあっても新たな治療法で治る可能性が高いのであれば、治療に踏み切ってもよいのではないかと、私は考えています。しかし、再生医療がなかなか実用化されない理由の一つには、効果と危険性の問題が常にあります。

つまり、リスクをおかして幹細胞の移植をしたら、本当に病気が治るのかという点に依然として疑問があるわけです。幹細胞の移植による再生治療の比較対照となるものに、昔から行われている治療法があります。こうした治療法は、長い間の臨床使用で、安全性も治療効果もある程度確認されています。再生医療が受け入れられるためには、従来の治療法よりリスクが低いか、リスクがあっても著しく効果が高いことが証明されなくてはなりません。

残念ながら現在の「培養した幹細胞を移植する」という再生医療は、リスク、かかる費用や時間の割には十分な効果が得られていません。

二つ目は血栓（血液の塊）ができるリスクです。

臓器の再生医療の初期段階では、先述した松原博士らの例にあるように幹細胞などを直接、破壊された臓器に注入するという方法がとられました。心臓だけではなく、脳や腎臓などで細胞の直接投与が行われています。その後、幹細胞の投与方法に検討が加えられ、現在では静脈から点滴する方法が主流になりつつあります。

直接、臓器に針を刺して入れる方法は、体に対する負担が大きくなることと、臓器には大量の血液が流れ込んでいますから出血のおそれもあります。そのため、点滴で幹細胞を移植するのがベストの方法と考えられるようになったのです。

現在、臨床で使われている幹細胞は骨髄幹細胞がほとんどです。血液の中には、赤血球や血小板などの血球が含まれています。これらの血球は、表面がサラサラしているのでくっつくことはありません。ただし、コレステロール血症や中性脂肪血症などの脂質異常症があると、血球がくっついて血液はドロドロになります。

骨髄の幹細胞はもともと塊をつくって暮らしている細胞です。そうした細胞が血管の中に入ったら血栓をつくるおそれがあります。実際にこうした血栓形成によって起きたと推測される死亡例が報告されています（第５章）。

三つ目は幹細胞移植の効果の問題です。実は、これが一番の問題なのです。再生医療を実際に行っているほとんどの医師は、本当に効くのかという幹細胞移植の有効性に根本的なクエスチョンを抱えています。その一方で、幹細胞という神秘的なイメージに乗っかり、「幹細胞のたくさん含まれている臍帯血を点滴すれば若返る」といった科学的根拠のない治療が実際に行われています。これは研究者がマスコミを通じて喧伝された幹細胞オールマイテイ説を信じ、実行された不幸な現象といえます。

こうした怪しい再生医療がまかりとおっていたのは、日本特有の現象で、世界中の再生医療にかかわる研究所からバッシングされました。

幹細胞を使うときは届け出を必要とする法律ができる

怪しい再生医療がなぜまかりとおるのかというと、医師法という法律が非常に厳しいと同時に、医師が大きな裁量権をもっているからです。その反面、医療を受ける側にはあまり権利がないという特殊な環境に原因があります。ほかの先進国では考えられないような状況ですが、日本では現在でも続いています。

さすがにそこまで怪しい医療をする医師が出てくると、日本再生医療学会としても黙っていられないということになり、議員立法で「再生医療等安全性確保法」という法律がつくられました。この法律によって、幹細胞、培養細胞を使うときには、それぞれの地方厚生局に届け出て承認を受けることが必要になったのです。

しかし、この法律は諸刃《もろは》の剣といえます。大学で行っていた先進的な臨床研究がやりにくくなっています。新しい臨床研究をしようとすると、承認を受けるために大量の書類を一症例ごとに用意しなくてはいけなくなってしまいました。

たしかに安全を担保することは大切です。大学の医学部などの研究機関が先進的な臨床研究を行うことで、新しい治療法が確立されてきたのですが、再生医療等安全性確保法によってそれがやりにくくなったのです。かといって、再生医療等安全性確保法による規制を緩めてしまうと、先に述べたようなお金儲けのためにやる医師も出てきてしまいます。

このように、現在の日本の再生医療は、培養した幹細胞のがん化のリスク、血栓形成のリスク、そして、有効性と安全性の両立というジレンマのなかで揺れ動いているといえます。こうした問題を一気に解決できる可能性があるのが、私が提唱している幹細胞を培養したあとにできる培養上清を利用した再生医療なのです。このお話は第4章で行います。

次章では、ES細胞、そして、臨床応用に期待が高まるiPS細胞、さらに、STAP細胞事件で浮き彫りになった再生医療を取り巻く環境についてお話しします。

第3章　iPS細胞って、何だ？

再生医療の分野に大きなインパクトを与えたｉＰＳ細胞

人間の体をつくる大元の細胞は受精卵です。この受精卵を使ってつくられる万能細胞がＥＳ細胞と呼ばれる胚性幹細胞です。ＥＳ細胞と同じ万能細胞を、皮膚などの体細胞から人工的につくりだしたｉＰＳ細胞の発見は、再生医療分野をはじめとする多くの研究者たちに大きなインパクトを与えました。

どのような世紀の大発見であっても、専門家による検証を経て、世の中に受け入れられてはじめて、ノーベル賞の対象になります。多くの場合、発見や発明から、ノーベル賞受賞まで20～30年のタイムラグがあります。

ところが、ｉＰＳ細胞の場合は、京都大学ｉＰＳ細胞研究所所長の山中伸弥教授らが、マウスの皮膚の細胞でｉＰＳ細胞をつくることに成功したのが２００６年、１年後には人間の細胞からｉＰＳ細胞をつくる実験に成功しています。ノーベル医学・生理学賞を受賞したのが２０１２年ですから、開発の成功からたった6年でノーベル賞受賞ということになり、ｉＰＳ細胞のもつインパクトの強さを示していました。

この章では、iPS細胞は、再生医療にとってどのような可能性を秘めているか、一方、再生医療に応用するにはどのような課題があるのか、そして、現在、どのような臨床研究が進められているかを見ていくことにしましょう。

万能細胞で、臓器丸ごと、人間丸ごとは再生できる？

前章で「幹細胞とは何か？」についてお話ししました。iPS細胞を理解するために、簡単におさらいしておきましょう。

私たちの体は、約37兆個の細胞で形づくられ、生命が維持されています。これらの細胞は、大きく成熟細胞と幹細胞に分けることができます。

成熟細胞とは、皮膚を例にとると、外界からの刺激や病原体の侵入を防ぐバリアとして働くといった専門性をもっています。成熟細胞は、古くなると脱落しアカとして体の表面から剝がれ落ちていきます。

そうすると、すぐさま皮膚の幹細胞は細胞分裂して新しい細胞を供給しますが、そのとき皮膚の幹細胞は皮膚にしかなりません。こうした幹細胞は組織幹細胞と呼ばれています。組織幹細胞は皮膚なら皮膚、心筋（心臓を形づくる筋肉）なら心筋をひたすらつくり続けますが、いくつかの幹細胞はある程度の制約幅がありますが、多くの細胞をつくりだすことができます。例えば代表的な幹細胞である間葉系幹細胞は骨、神経、血管などの細胞に分化することができます。

従来、再生医療に利用されてきたのは、この間葉系幹細胞です。

一方、iPS細胞は、分化できる細胞に制約がなく、理論上どのような細胞にでも分化することができます。この能力は素晴らしいことで、非常に希少な細胞、例えばパーキンソン病の治療に使われるドーパミン産生細胞でも大量につくることができるのです。しかも、iPS細胞は人工的につくることができるため、倫理的な問題もなく、これまでの再生医療の常識を覆すと大きな注目を集めたのです。

iPS細胞は別名、万能細胞とも呼ばれています。どんな細胞にも分化できる能力があるのでこのような名前がつけられたのでしょう。

「万能」という言葉のイメージから、皆さんはiPS細胞を使えば、臓器を丸ごとつくることができたり、果ては人間をそっくりそのままつくれるというイメージをもたれるのではないでしょうか。しかし、それは違います。

ｉＰＳ細胞の優れた点は、前にもお話ししたようにあらゆる種類の細胞をつくることができるということにすぎず、臓器や個体を丸ごとつくれる能力はありません。車にたとえると、エンジン、タイヤ、それらを構成するネジや部品をどれほどたくさん揃えても、それだけでは車にはなりません。設計図に沿って一つひとつ部品を組み立てなくてはなりません。ｉＰＳ細胞は、人体のすべての部品をつくれる可能性がありますが、いきなり個体はつくることはできません。

臓器や個体は、発生過程で非常にたくさんの細胞との相互作用を経て形成されます。気の遠くなるほどのステップを踏んでようやく一つの完成品である臓器や個体が完成するのです。臓器や人体再生の設計図は、神の領域のものであって、人類ははるか手前の段階にしか到達していないという謙虚な気持ちを忘れてはなりません。

ヒトES細胞は倫理的な問題が課題になっている

これまで多能性幹細胞のチャンピオンは、ES細胞と考えられてきました。ES細胞は胚性幹細胞と呼ばれ、人間の体をつくる大元の胚からつくられます。胚とは、受精卵が数回分裂して100個程度の細胞の塊になったものをいいます。

1981年には、胚の内部にある幹細胞を培養して、ES細胞を開発する方法が発見され、世界中から大きな注目を集めました。発見者は、イギリスのマーティン・エバンス博士らで、マウスの胚から取り出した細胞塊を培養し、多能性をもつES細胞に初期化することに成功したのです。エバンス博士はこの功績で、2007年にノーベル医学・生理学賞を受賞しています。それから17年後の1998年には、アメリカのウィスコンシン大学のジェームズ・トムソン教授らが、ヒトES細胞の樹立に成功しました。

このヒトES細胞の発見に先立ち、1996年には、イギリスのロスリン研究所でクローン羊のドリーが誕生しています。ドリーの誕生には、卵子を提供した羊A（黒い顔）、核を提供した羊B（白い顔）、そして、子宮を提供した羊Cの3頭の羊が関わっています。

まずAの核を取り除いた卵子にBの成熟した乳腺細胞の核を移植し、これをCの子宮に着床させて育て、生まれたのがドリーです。ドリーの顔は白く、Bの遺伝情報を引き継いでいました。ドリーの誕生は、成熟した細胞から得られた遺伝情報（核）を使って、その遺伝情報をもつ別の個体（クローン）をつくり出せることを示しました。このことは、移植用の臓器の新たな供給源として注目されました。

しかし、ヒトＥＳ細胞を使った再生医療には、二つの問題があります。

一つは、ヒトＥＳ細胞は、不妊治療などで使われずに破棄される胚からつくられることです。ヒトＥＳ細胞からつくられた組織や臓器は、移植を受ける人にとっては自分とは異なる遺伝情報をもった異物ということになり、移植後の拒絶反応の問題がつきまといます。

また、もう一つの問題は、前章でもお話ししたように胎児へと成長していく人間の胚に対して人の手を加えることには倫理上の問題を含むことから、世界的にヒトＥＳ細胞の臨床研究や治験には強い規制がかけられています。

iPS細胞は皮膚や血液などの成熟細胞からつくり出せる

いよいよiPS細胞についてお話ししましょう。

山中教授がiPS細胞を開発する以前から、成熟細胞（機能細胞）を幹細胞に初期化する技術はありました。1962年に、イギリスのケンブリッジ大学のジョン・ガードン教授が、カエルの成熟細胞を使って幹細胞に初期化できることを、世界で初めて突き止めたのです。この功績が認められ、ガードン教授は山中教授とともにノーベル医学・生理学賞を共同受賞しています。

iPS細胞の再生医療への応用には、二つの優れた点があります。

一つは、人工的に多能性幹細胞をつくり出すことができることです。そして、もう一つは、皮膚などの成熟細胞を初期化してiPS細胞をつくり出せる、つまり、ヒトES細胞のように人間の胚を使う必要がないことです。

とはいえ、iPS細胞も倫理的問題を抱えています。ヒトES細胞とは異なり自分の細胞を使うとはいえ、あとでお話しする不妊治療のために、iPS細胞を使って、ヒト生殖細胞をつくり出していいのかという危惧があります。というのも、ｉＰＳ細胞を使って正常な精子や卵子などの生殖細胞をつくり出す研究がすでに行われています。マウスによる動物実験には成功しており、不妊治療につながる可能性があるためです。また、再生医療に求められる安全性という点で、ｉＰＳ細胞は、そのハードルをクリアしているのかという課題がありますが、そのことについても、あとでお話しします。

成熟細胞からiＰＳ細胞をつくり出すカギは「ヤマナカファクター」にあり

ここからは、ｉＰＳ細胞をどのようにつくるのかというお話をしていきましょう。

ｉＰＳ細胞の誕生のカギになったのが、皮膚などの成熟細胞を初期化する遺伝子の発見です。ゲノム解析が完了したことで、ヒトの遺伝子は約２万２０００種類と推定されていますが、山中教授らがｉＰＳ細胞を初期化する遺伝子を見つける実験に取りかかった当時、ヒトの遺伝子は10万種類前後あるのではないかと考えられていました。

山中教授らは、ヒトの遺伝子のなかから有力と考えられる候補を約１００種類選び出し

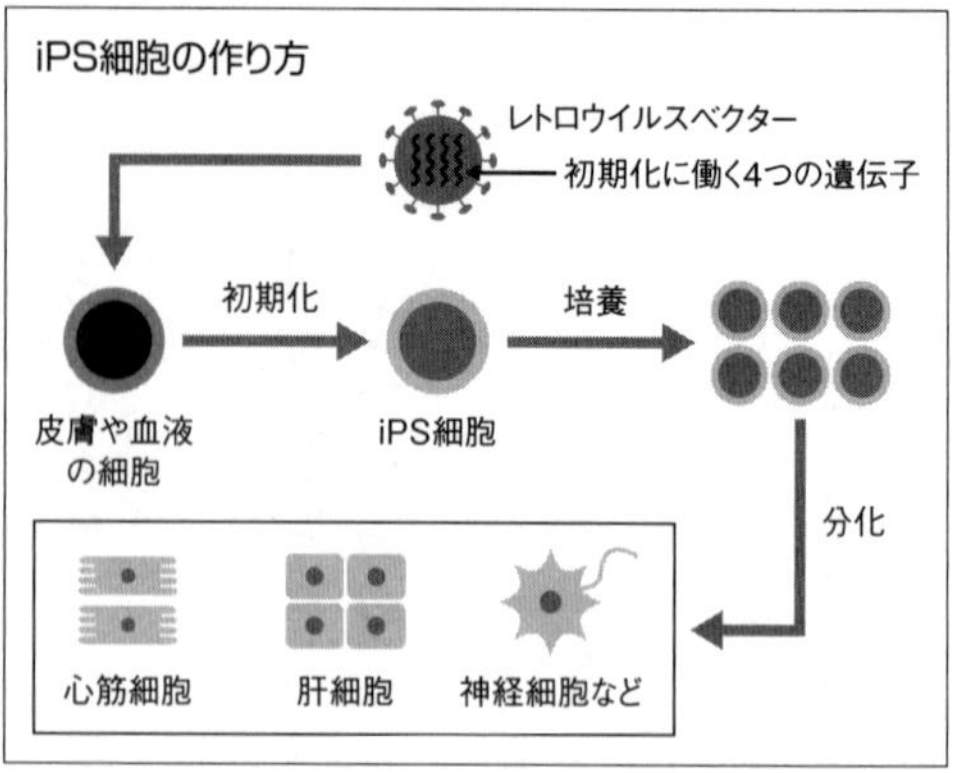

現在はレトロウイルスの代わりにプラスミド（ＤＮＡ分子）を用いるなどの手法もある

実験を進めました。その結果を踏まえ、それらのなかから24種類の遺伝子に絞り込みました。そして、最終的には、Oct3/4とSox2、Klf4、c-Mycという4種類の遺伝子が、成熟細胞の初期化に関わっていることを突き止めたのです。これらの４つの遺伝子は、「ヤマナカファクター」と名付けられました。

これらの遺伝子をレトロウイルスベクター（遺伝子を運ぶ役割をするウイルス）の中に組み込み、マウスの皮膚細胞（線維芽細胞）を培養している培養液に与えます。その状態で数週間、細胞を培養します。これらの遺伝子は、皮膚細胞の中に取り込まれ、核の中に組み込まれることで皮膚細胞が初期化されてｉＰＳ細胞になります。

ｉＰＳ細胞が開発されて以来、再生医療への応用研究に期待が集まっています。

原稿を執筆している２０１８年11月の段階では、加齢黄斑変性、網膜色素変性、角膜など目の病気、パーキンソン病、頭頸部がん、心不全、脊髄損傷、ＡＬＳ、腎不全、再生不良性貧血など、有力な治療法が確立されていない難病への臨床研究や治験が実施されたり、計画されているといいます。また、京都大学ｉＰＳ細胞研究所増殖分化機構研究部門の金子新准教授らの研究グループは、がんへの攻撃力を高めた免疫細胞、キラーＴ細胞を人間のｉＰＳ細胞から作製したと発表しました。

前章までお話ししてきた幹細胞移植では、幹細胞を患者さんの体に直接移植するという方法でしたが、ｉＰＳ細胞では目的の細胞に分化させてから移植します。いくつかの臨床研究を紹介しておきましょう。

重症の心不全の患者さんに心筋細胞のシートを貼り付けて心臓の機能を回復させる試み

大阪大学心臓血管外科の澤芳樹教授らの研究グループが計画している、ｉＰＳ細胞からつくった心筋のシートを重症の心不全の患者さんの心臓に移植する臨床試験について、厚生労働省は計画の実施を承認しました。今回の臨床試験では、虚血性心筋症という心不全が対象になっています。

　虚血性心筋症とは、心筋に酸素や栄養素を供給する冠動脈が詰まって心筋が壊死《えし》して、血液を送り出す心臓のポンプ機能が低下し、重症化すると死に至ることがある病気です。

　心不全を起こすと、息切れや全身にむくみなどを生じ、徐々に症状は悪化していきます。現在のところ、心不全を治療する薬はなく、根治させるためには心臓移植が必要ですが、前にもお話ししたように日本では脳死からの心臓提供が極端に不足しています。日本の心不全の患者数は100万人を超えており、超高齢化が進むなかで2032年には、患者数が120万人に達すると予測されています。

　虚血性心筋症の臨床試験では、拒絶反応を起こしにくい免疫タイプの、健康な人の血液からつくられたiPS細胞が使われます。

まずiPS細胞を胎児心筋細胞のレベルまで分化させて、シャーレの中で薄いシート状の膜（心筋シート）をつくります。この心筋シートを何層か重ねて心臓、特に左心室の表面に貼り付けます。

　なぜ左心室なのでしょう。心臓には右心房、右心室、左心房、左心室という4つの部屋があります。心不全の患者さんでは心筋の働きが低下して、血液を送り出すポンプとしての役割を果たせなくなるといいましたが、左心室は大動脈に血液を送り出す重要な働きをしています。ほかの部屋より心筋が厚くなっており、心筋シートを左心室に多く貼り付けるのはそのためです。

これまでも、シートを貼り付けるという治療法はありました。澤教授らの研究チームは、太ももの骨格筋芽細胞という筋肉からシートをつくり、心臓に移植するという臨床試験を行ってきました。骨格筋芽細胞は、増殖しやすいという性質があるために利用されてきたといいます。骨格筋芽細胞シートの移植によって、骨格筋芽細胞が分泌する生理活性物質が心臓の機能をある程度は改善すると報告されています。しかし、骨格筋芽細胞は心筋とは性質が異なるため、移植された骨格筋芽細胞自体が、拍動（血液を送り出すための心筋の収縮）することはありませんし、拍動するための電気刺激を受けても拍動することはありませんでした。

今回の胎児心筋細胞シートの移植では、心臓を拍動させたり、拍動の電気刺激を受けて、患者さん本人の心筋の拍動に同期することが期待されています。

再生不良性貧血の患者さんにiPS細胞からつくり出した血小板を輸血する試み

次に紹介するのは、iPS細胞から血液の成分の一つである血小板をつくり、難病疾患に指定されている再生不良性貧血の患者さんに輸血するという、京都大学iPS細胞研究所臨床応用研究部門の江藤浩之教授らの研究グループによる臨床試験です。この臨床試験に対しても、厚生労働省は計画実施に承認を与えています。

再生不良性貧血とは、出血したときに止血に働く血小板や、免疫の働きを担う白血球などの血液成分が十分につくられなくなる病気です。そのため、出血を起こしやすくなったり、感染症にかかりやすくなったりします。治療法としては、血小板を輸血するなどの方法しかありませんが、患者さんによっては他人の血小板に拒絶反応を起こすこともあります。日本では、再生不良性貧血の患者数は約5000人ですが、輸血用の血小板が不足する懸念があります。

この臨床試験では、拒絶反応を起こしにくい免疫タイプの健康な人の血液のiPS細胞から血小板をつくり、将来的に安定して血小板を供給できる態勢を整えるための知見に役立てることを目的としています。計画では、一人の再生不良性貧血の患者さんを対象にして行われます。

計画されている臨床試験は、まず再生不良性貧血の患者さん本人から採取した血液からｉＰＳ細胞をつくり、血小板に分化させて患者さんに輸血するというものです。

この臨床試験によって、最終的には、再生不良性貧血の患者さんが、他人のｉＰＳ細胞から分化した血小板を輸血されても、拒絶反応を抑制できる治療法につなげようとしています。

パーキンソン病の患者さんにｉＰＳ細胞でつくった神経細胞を移植する治験

京都大学ｉＰＳ細胞研究所臨床応用研究部門の髙橋淳教授らの研究グループは、ｉＰＳ細胞から脳の神経細胞をつくり、パーキンソン病の治療を目指す治験を開始すると発表しました。

パーキンソン病は、脳の神経伝達物質の一つであるドーパミンの量が減少することで発症します。ドーパミンは、脳の中脳にある黒質という部分でつくられ、体をスムーズに動かすための潤滑油のような役割を果たしています。

パーキンソン病を発症すると、安静時の手足の震え、筋肉のこわばり、寡動《かどう》（動作を始めるのに時間がかかる）・無動（動きがほとんどなくなる）、バランスがとれないなどの運動障害が起こります。そのほかにも、自律神経が影響を受けて、便秘や低血圧、立ちくらみ、冷え、頻尿《ひんにょう》・排尿障害などの症状が現れることがあります。治療の中心は薬物療法ですが、パーキンソン病を根本的に治療することは現在のところできず、難病疾患に指定されています。

これまでに紹介した心不全や再生不良性貧血では、研究の主体が将来の実用化の準備をするための臨床試験ですが、パーキンソン病の場合は、健康保険が適用されて誰でも治療を受けることができる治療法の実用化に向けた治験です。

脳は、人間にとって重要な臓器であることはいうまでもありません。

仮に移植した神経細胞が腫瘍化して、周囲の神経細胞を圧迫するなどの影響を与え、麻痺やけいれん、意識障害などの重篤な症状を起こすようなことがあってはなりません。それだけに、治験では、ｉＰＳ細胞による治療効果に加えて、確実な安全性の確立が求められます。

すでに高橋教授らの研究グループでは、パーキンソン病の患者さんや拒絶反応を起こしにくい免疫タイプの健康な人のｉＰＳ細胞からつくった神経細胞を、パーキンソン病を発症しているサルに移植する動物実験で、症状の改善を確認しています。また、ｉＰＳ細胞の課題であるがん化についても、がん化する可能性のある腫瘍ができていないことを確認しているといいます。ｉＰＳ細胞のがん化の問題は、次の項でお話しします。

治験では、患者さんの頭蓋骨に開けた直径12㎜の孔から、ｉＰＳ細胞からつくった神経細胞を注入します。果たして、人間の生命をコントロールする神経細胞を安全、かつ確実に再生することができるのかが注目されます。

ｉＰＳ細胞につきまとうがん化の可能性をどのようにクリアするかが問われている

ここまでｉＰＳ細胞の臨床応用の試みを紹介してきましたが、次に、ｉＰＳ細胞を使った再生医療の効果と並んで、再生医療にとって最も重要な課題である安全性についてみていきましょう。

先ほどもお話ししましたが、iPS細胞から分化した細胞には、がん化の可能性があるといわれてきました。これまでの幹細胞移植でもがん化の問題がありました。幹細胞の場合は、人工的な環境で猛烈な速さで増殖させることで、遺伝子に変異が起こりがん化するおそれがありましたが、iPS細胞の場合は別の理由でがん化の可能性が生じます。

皮膚などの成熟細胞からiPS細胞を初期化するときに、ヤマナカファクターという4つの遺伝子を使うと説明したことを覚えているでしょうか。

そのうちの一つであるc-Mycは、がん原遺伝子なのです。この遺伝子が、細胞内で活性化してしまい、腫瘍となる可能性が指摘されています。京都大学iPS細胞研究所によると、c-Mycの代替遺伝子としてL-Mycが有望だとしており、L-Mycを使ったiPS細胞では、腫瘍が形成されることはほとんどないと報告しています。

iPS細胞の場合、細胞に腫瘍が発生する可能性についてはほかにも要因があります。

iPS細胞を目的の細胞に分化させる際、分化しきれないで未分化細胞のまま残ってしまうことがあります。これは、分化する能力の低いiPS細胞を使ったためで、細胞の中に分化しきれない未分化の細胞が残って良性腫瘍ができる可能性があるのです。また、iPS細胞を培養するときに、遺伝子に傷がつくことがあり、腫瘍形成の原因になることもわかっています。京都大学iPS細胞研究所では、こうした問題に対して、対応策の研究を進めているといいます。

しかし、ここに挙げた以外の要因で、細胞が腫瘍化してがんが発生する可能性はないのか、iPS細胞による再生医療を進めていくためには、今後も安全性の確認と確保を続けていく必要があるでしょうし、安全性が担保されなければ臨床の場で使うことはできません。

iPS細胞による再生医療にあった倫理上の問題

すでにお話ししたように、iPS細胞による再生医療には、倫理上の問題もあります。

iPS細胞は、ヒトES細胞とは異なり人間の胚からつくるわけではないので、一見、倫理上の問題はないと思われがちですが、次に紹介するような研究ではそうもいかなくなります。

京都大学iPS細胞研究所未来生命科学開拓部門の斎藤通紀教授らの研究グループは、iPS細胞を用いて卵子のもととなる卵原細胞を培養することに世界ではじめて成功したと発表しました。

卵巣には、受精3週間目の胎児期から卵子のもととなる始原生殖細胞が存在しています。この始原生殖細胞が分裂して卵原細胞、卵祖細胞、卵母細胞へと変化し、いったん分裂を休止します。思春期になると、卵胞という袋に入っていた卵母細胞は、卵娘細胞に分裂し、生殖能力が強い卵娘細胞だけが最終的に卵子になります。

斎藤教授らの研究グループは、マウスのiPS細胞やヒトのiPS細胞から、最終的に卵子や精子となる始原生殖細胞をつくることにはすでに成功していました。今回の発表によると、ヒトの血球由来のiPS細胞とマウスの胎児の卵巣細胞を11週間培養した結果、ヒトの卵原細胞をつくり出すことに成功したといいます。

現在は、始原生殖細胞が卵子に至るメカニズムを解明することが目的のようですが、これらの成果を、仮に生殖医療に応用しようとする場合、人工多能性幹細胞を使ってヒトの生殖細胞をつくることが、果たして許されるのかという倫理的な問題をはらんでいるといえます。

ここまでiPS細胞、ｉＰＳ細胞を使った再生医療の試み、ｉＰＳ細胞がもつ課題についてお話ししてきました。

今後、課題を解決するための研究が進み、再生医療に応用するための臨床試験や治験がさらに広がっていく可能性があります。

ただし、ｉＰＳ細胞ができて10年以上が経ちますが、いまだ安全性をクリアにするなどの課題は残っていますし、再生医療への応用の実現に至っていません。有効性はもちろんのこと、安全性を確立してはじめてiPS細胞を使った再生医療が認められるわけで、その道のりは決して平坦《へいたん》ではないといえます。

もう一つわれわれが忘れてはいけないのは、「臨床試験」と「臨床応用」という言葉の違いです。先に述べた、さまざまな難病に対するiPS細胞を使ったヒトへの応用は臨床試験で、ごく限られた症例に対して研究的に試みることを指します。厚労省はこうした実験的な医療にゴーサインを出したのです。

一方、臨床応用という言葉のニュアンスは、私たちが望み、医師が必要と認め、費用や病院の態勢が整えば、治療を受けられる医療という意味です。もちろんこの場合、治療に伴うリスクよりも効果がはるかに勝っていることが絶対条件になります。

これからiPS細胞の臨床試験が始まります。結果を一例一例厳密に検証し、長く経過観察を行って合併症がないかを確認してからようやく臨床応用が始まるのです。

難病に苦しむ多くの患者さんや一般市民の方々が新しい医療の「可能性」に期待をもつのは当然のことです。しかし臨床試験の段階から、明日にも治療が受けられる臨床応用が始まったと考えるのは残念ながら誤解といわねばなりません。この誤解は慎重さを欠いたマスコミ報道によってつくり出された一面もあります。そこで次節では、その典型的な問題事例としてSTAP細胞事件を取り上げたいと思います。

STAP細胞事件は起こるべくして起こった!?

iPS細胞が再生医療の光の面だとすれば、STAP細胞事件は影の側面といえます。

この章の最後では、再生医療が嘘偽りなく、難病に苦しむ患者さんのためになる先端医療として発展するにはどうしたらよいか、ＳＴＡＰ細胞事件の私なりの分析をとおして考えていきたいと思います。

ＳＴＡＰ細胞事件が私にとってひときわ深刻だったのは、事件に登場する関係者が小保方晴子さんを除いてみな知り合いで、とても他人事とは思えなかったことです。

事件の舞台となった理化学研究所多細胞システム形成研究センター（ＣＤＢ）には、何度も行ったことがありました。建物の外観や雰囲気もよく知っています。役者（研究者）と舞台（ＣＤＢ）が馴染《なじ》み深いだけに、あまりにもリアリティーがありすぎて、２０１４年の夏は正直その暗さに苦しみました。

ＳＴＡＰ細胞事件の経緯などは、科学者だけでなくあらゆる分野の専門家が解説していますので、今さら私がいうことはないのですが、研究の世界、それも再生医療の世界に長く身を置いてきた私がいえることは、ＳＴＡＰ事件は〝起こるべくして起きた〟事件ということです。

大きく世間を騒がせた類似の事件として思い出すのは、ベル研究所で起きた「ヘンドリック・シェーン事件」（炭素同位体の高温超伝導に関する論文偽造）と、東北旧石器文化研究所の副理事長が起こした「旧石器捏造《ねつぞう》事件」があります。ＳＴＡＰ細胞事件を含めた三つの事件に共通するのは、以下の三点でしょう。

●無名の若くて野心的な研究者が主人公であること
●彼らの後ろ盾として学会の権威が存在すること
●スター研究者をマスコミがつくり出したこと

若い研究者は恵まれていません。

研究者としてスタートすると、大学院生や助手として、主任研究者（教授や部長）の手足のように働く下積みをしなくてはなりません。独立した研究者として身を立てるには、まず大学や研究所に常勤のポストを確保する必要があります。それを可能にするのは、もちろん実力です。

しかし、好ポストを競う候補者の実力は伯仲しているので、先輩や有力な学者の〝引き〟が最後の決め手となります。研究者として日の目を見るには、主任研究者との相性、人間的な魅力、信頼感といった業績以外のファクターが、案外意味をもっているのです。

若くして頭角を現した研究者には、常に後ろ盾となる実力者がいます。言い換えれば、なんのコネも引きもなく徒手空拳、実力一本で学者社会のスターになるのは非常に難しいといえます。

とはいえ、こうしたことはどの社会にでもあることで、学者社会だけの悪弊ということではありません。だいいちコネを利用して脚光を浴びたとしても、一時のことで真に実力がなければやがて化けの皮が剝がれます。

問題は、人間関係が不得手で学会遊泳術にたけていない変わり者の研究者が、まれに常識を覆すような大発見をすることがあるということです。こうした異端者はふつう、旧弊な学者社会のなかでは、埋もれてしまうことになり、せっかくの大発見も異端者と一緒に葬り去られてしまいます。小保方さんは権威を利用した時点でこのカテゴリーから外れています。

芸術とは違い、現在では優れた研究は、多くの研究者の集団で共同研究することがほとんどです。ですから、人当たりのよい調整型の人が有利になります。しかし、型破りな研究者の頭の中にこそ、調整型の科学者では到底見つけることができない世紀の大発明、大発見があることが応々にしてあるものです。

実績のある研究者が認め、権威ある雑誌に掲載されたことで専門家まで思考停止に陥ってしまった

若手の研究者が脚光を浴びるには、すでに名声を確立している権威の後ろ盾が重要な働きをするといいました。シェーン事件のベル研究所のバートラム・バトログ博士、旧石器捏造事件では東北大学の芹沢長介名誉教授などが、それに当たるでしょう。

STAP細胞事件でも小保方さんの論文には、理化学研究所や有名大学の著明な研究者が共著者として名を連ね、その論文が掲載されたのが、『Nature』という世界的に権威のある総合科学雑誌とくれば、誰も論文に疑いをもたないでしょう。

実績のある研究者が論文に名を連ね、権威ある研究者が査読して正しいとしたことに間違いがあるはずがない、と専門家はもちろんのこと、世間が考えるのは当然です。ただし、小保方さんの記者会見のやり方に、「あれ？」と思った専門家や一般の方の違和感は、正しかったのかもしれません。

もっとも、いかなる権威でも見抜けない嘘というものもあります。

そもそも科学分野では、実験データを捏造するなどということは、端《はな》から誰も考えてい

ません。そのうえ、データを捏造する側に、嘘をつこうという犯意がなく、自分が発表したデータが事実と信じきっていたとしたら、これはもう完璧です。たいていの人間は小心なので、大した嘘もつけないのですが、信じきっていたり、思い込んでいたりすれば、どんなことでも堂々と言えてしまうものです。

さらにいえば、ＳＴＡＰ細胞はあまりに魅力的でした。

遺伝子操作をしなくてもよいし、受精卵を壊さなくても人工多能性幹細胞ができるのですから。ＳＴＡＰ細胞が発表された時点では、「これはノーベル賞ものだ」と思った専門家や一般の方が多かったのではないでしょうか。

この魅力的な仮説とそれを証明する実験データをひっさげて若い研究者が飛び込んできたら、誰だってひと肌脱ごうという気になります。万が一、実験の途中で仮説に矛盾する実験データが出てきたとしても、「そんなはずはない」と、どんどん先に進んでいってしまいます。ＳＴＡＰ細胞事件とは、「弱酸性の溶液に浸けるだけで多能性幹細胞がつくれる」と信じきった若い研究者と、その実験データに信憑《しんぴょう》性を与えた権威がつくり出した、不幸な事件であったといって間違いはないでしょう。

その背景には、ｉＰＳ細胞研究に集中的に研究予算をつけた国の方針があった可能性があります。

限られた国の研究予算を一つの分野に集中したら、ほかの分野に研究費が回らなくなるのは当然のことです。特に、海のものとも山のものともわからない、若手の提出した研究計画には予算がつけられる可能性は少ないといえます。

もちろん、選択と集中という考え方は、科学分野でも間違っていないと思います。ただし、その結果として実績のない若手研究者のテーマが軽視されることがあってはなりません。常識はずれな発想にこそ大発見の可能性が潜んでいるからです。科学の世界では、彼ら若者こそが将来、革命的な発見をする可能性があるのです。


研究というのは地道で孤独な作業です。多くの場合、実験は失敗に終わり、そのたびに研究者は自分の無能さに打ちのめされます。しかし、極めてまれに自分の立てた仮説どおりの実験データが得られることがあります。そのようなときには、えもいわれぬ喜びを味わうことができます。「真実を明らかにした」という喜びが、研究者の最大の報酬なのです。

この喜びを一度でも味わうと、研究のもつ魅力から離れられなくなります。ほかのいかなる娯楽からも得ることのできない喜びです。多くの研究者は、こうした経験をすることで、苦労の多い研究人生に生涯をかける決心をするのです。

しかし、実験データを一度でも加工してしまうと、永久にこの喜びを味わうことができなくなります。なぜなら、データを加工したことは、自分が一番よく知っているからです。一時的な名誉を得るために不正に手を染めてしまうと、研究者にとっての最大の報酬である「真理の発見」という喜びは、永久に得られなくなるのです。

今回の騒動で一番損をしたのは、実は小保方さん自身だったのではないかと思わずにはいられません。

マスコミが正しいといったことが正義になってしまう怖さ

今日のように情報媒体が発達してくると、マスコミのもつ影響力は計り知れないものがあります。一般の方は、情報だけでなく善悪の判断まで、マスコミに一任しているところがあり、マスコミの論調は世間の評価に直接影響します。マスコミが「正しい」といったことは、即「正義」になるといって過言ではないでしょう。

『戦争広告代理店』（高木徹著、講談社文庫　2011年）は、このことを実によく表しています。1992年のボスニア紛争で行われた情報戦争で、アメリカの広告代理店が国際世論の形成に決定的な役割を果たし、ついには劣勢であったボスニア・ヘルツェゴビナ共和国に勝利をもたらしたのです。戦争の大義すらも、マスコミがつくることができるという話です。

こうした影響力、正義と悪すら判定する力をマスコミがもっているということを知ったうえでSTAP細胞事件を振り返ると、この事件を演出した監督はマスコミで、小保方さんや小保方さんの後ろ盾になった先生方は役者にすぎなかったのかもしれません。「割烹《かっぽう》着《ぎ》」や「ムーミン」が、理化学研究所の過剰演出であったとのうわさもありますが、そのことをマスコミがよしとした時点で、シナリオができ上がっていたのです。新型万能細胞という世紀の発見に親しみをもたせ、〝人間・小保方晴子〟が世間に受け入れられやすくなったことは否めません。

今、研究者に問われているのは強固な実験データとある種の品格

研究者の側にも事情があります。より多くの研究費を国から得るためには、自分の研究がマスコミによって報道されることが重要な要素になります。国も大学も世間の評判を気にしますから、研究者は情報発信を積極的に行います。特に、若い研究者、それも野心的な研究者はマスコミの取材を受けることで、世間に名前が知られることを望んでいます。ただし、それをやりすぎると、一気にバッシングの対象になることを忘れてはなりません。「学者の世界は嫉妬《しっと》の世界」といってもいいくらいなのですから。

この「賞賛」と「バッシング」を分けるのは、当たり前のことですが、疑問のはさみようのない強固な実験データと、ある種の「品格」なのだと、私は思います。品格についてはセンスの問題ですが、ここを誤ると命取りになります。ＳＴＡＰ細胞の記者会見で、私を含めた多くの研究者が「うん？」という違和感をもったのは、その品格に欠いていたからかもしれません。

マスコミは、常にスターを求めています。それはあらゆるジャンルに及びます。俳優や

歌手と並んで、最近では学者、スポーツ選手、政治家も含まれます。これまではスポットライトを浴びたことがない分野の人間であればあるほど意外性があり、スター性が増しますが、弁護士や医師はもうありふれています。そうした意味では、ノーベル医学・生理学賞も狙えるような世界的な大発明をした若き女性研究者を、〝リケジョ〟と名付けて取り上げたら、マスコミの求めているスター像にぴったりではないでしょうか。

それにしても、STAP細胞事件は本来、純粋に科学の話であったはずなのに、いつのまにかタレントのスキャンダルと一緒にワイドショーに取り上げられるようになってしまいました。やはり学者にはある種の品格が必要だと、STAP細胞事件をとおして改めて思い知らされました。お茶の間で人気者になっても、学問の世界では決して受け入れられることはないのですから。『あの日』(講談社　2016年)、『小保方晴子日記』(中央公論新社　2018年)を読むにつけ、小説家としての成功を祈らずにはいられません。

次の章では、いよいよ私の研究グループが確立した「培養上清」による再生医療についてお話ししていきます。培養上清の実験データには捏造などは一切なく、病気に苦しむ人を助けることができる可能性を秘めた再生医療の〝大本命〟であることは言うまでもありません。

第4章　培養上清って、何だ？

ようやくみえたアルツハイマー型認知症の治療薬。培養上清の投与で学習記憶障害が劇的に改善

培養上清とは何かを簡単にいいますと、幹細胞を培養したときにできる培養液の上澄みのことです。培養上清について詳しく説明をする前に、アルツハイマー病を原因とするアルツハイマー型認知症に対する、培養上清による治療の驚くべき結果からお話ししていきましょう。

愛知県の認知症専門病院の協力を得て、２０１５年5月からアルツハイマー型認知症に対する培養上清の臨床研究が始まりました。

臨床試験の対象になったのは、軽度から中等度の学習記憶障害などのアルツハイマー型認知症の症状がある65歳から83歳の5名の患者さんで、全員が女性でした。

まず、5名の方たちには、年齢や時間、場所など9つの設問（評価スケール）に答えてもらい、認知度を評価します。評価スケールは「長谷川式簡易知能評価スケール改訂版」と呼ばれているもので、30点満点で20点以下だと認知症が疑われるとされています。

スケール評価の結果は、5名の方すべての点数が20点以下でした。つまり、自立した日

常生活を送ることができないレベルの認知症であることが確認されたのです。

　患者さんたちには4週間、培養上清を鼻から吸い込んでもらいました。鼻は脳に近く、鼻粘膜、三叉《さんさ》神経、嗅《きゅう》神経を介して薬剤が脳に到達することが知られています。治療の間は、1週間に一度の割合で、知能評価スケールに答えてもらいました。その結果、グラフに示したように、8週間後には4名の方の点数が20点を上回り、1名の方だけが20点にとどまりました。

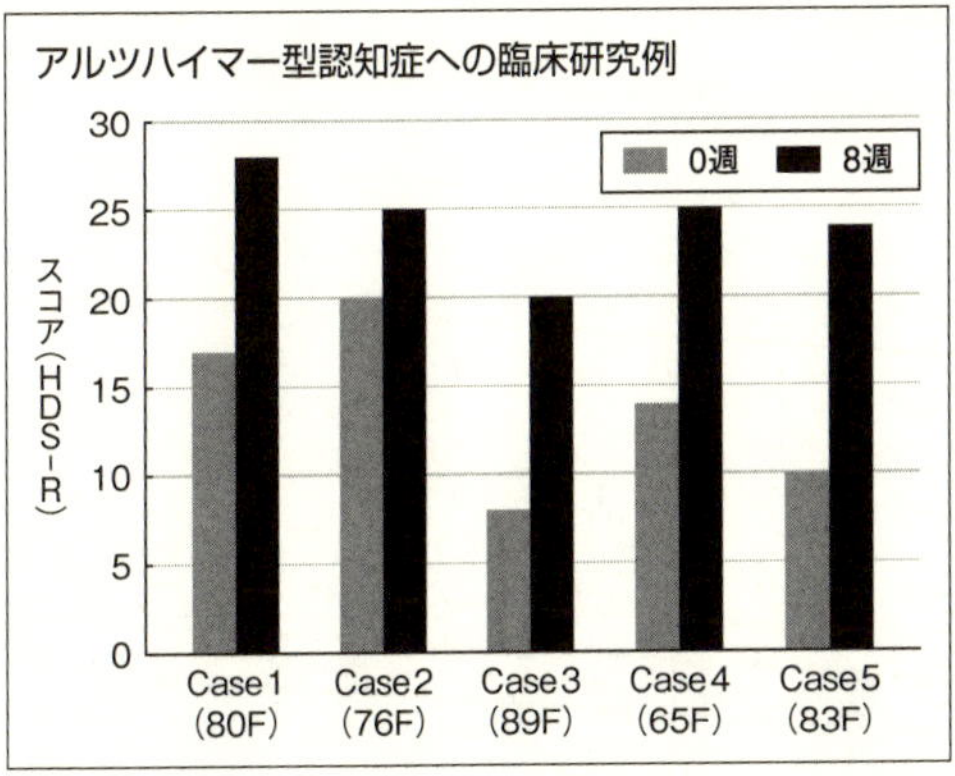

横軸カッコ内の数字は年齢と性別（Fは女性）、左のスコアは評価スケールの点数

　培養上清の投与によって、認知機能が改善することはわれわれの行った動物実験でわかっていました。しかし、実際に患者さんに使用して得られた結果には、協力していただいた病院の医師や看護師さんたちが驚いたのはもちろんのこと、私自身も想像以上の成果に、培養上清による認知症治療に大きな自信を得ることができました。

　認知症には現在のところ有効な治療薬がありません。そうしたなかで、培養上清が認知症症状を改善した事実は大きく、今後の可能性の広がりを確信しました。

どのような経過で認知機能が改善したのかを、ケース5の83歳の女性を例にみていきましょう。


この患者さんの場合、治療を始める直前の点数は10点でした。

家族の話によると、認知症の発症は、長年連れ添ったご主人が亡くなり、独り暮らしになったことがきっかけだったとのことでした。

もともと活発で社交的な性格であったこの患者さんは、旅行や外出が大好きで、時々近所の人たちを家に招いては料理をふるまっていたといいます。ところが夫の死後、1年を経過した頃から、怒りっぽい性格に変わってしまい、付き合いを避けて引き込もるようになりました。日に一度食事を届けるために家族が訪ねて行っても、暗い部屋の片隅に座ったまま会話にも応じず、やがて訪問した家族の顔が識別できなくなったといいます。

この時点で家族は認知症専門病院への入院を決めています。たまたま患者さんのご家族が私たちの研究を報道で知り、相談にこられたのです。

治療は、介護施設の医師、看護師、家族の協力によって始まりました。乳歯歯髄幹細胞の培養上清を1日に2回、鼻から吸入してもらいました。治療を始めてまもなく症状は改善に向かいました。

これまで家族の顔すらわからなかった患者さんが、治療開始2か月後には、見舞いにきた遠い親戚の名前を言い当てたのです。知能評価スケールでも治療開始1週間で11点、4週間後には15点まで上昇し、8週後には24点に上昇しました。この患者さんはさらに3か月後には自炊ができるところまで回復しています。

培養上清による認知症の治療は、まだ始まったばかりで症例も少なく、今後、検証していかなくてはいけないことがたくさんあります。培養上清をつくるために使用する幹細胞の種類、培養上清の濃度、使用頻度、期間などを確立しなければなりません。

読者の皆さんは、なぜ培養上清が認知症の症状を改善したのか、そのメカニズムを知りたいことでしょう。そのメカニズムについては、あとで紹介するわれわれの実験で解説したいと思います。

高齢化がピークを迎えたあとも、増え続ける認知症の恐怖

アルツハイマー病や認知症に関して、あまりご存じない読者の方には、先に挙げたアルツハイマー型認知症の患者さんの認知機能の改善ぶりが、どの程度すごいものなのかがピンとこないかもしれません。

そこで、アルツハイマー病による軽度認知障害を含む広い意味の認知症のことや、現在の、そして、将来の日本が抱える認知症の深刻な状況についてお話ししておきましょう。

超高齢社会に突入した現在、医療界はもちろんのこと、認知症に対する有効な治療法の開発は、国家的な喫緊の課題といえます。厚生労働省によると、2012年の認知症高齢者数は約462万人、65歳以上の高齢者の約7人に1人でしたが、2025年には高齢者の約5人に1人（約730万人）、2060年には約3人に1人（約1154万人）が認知症を発症すると推計されています。

なぜ、これほどまでに認知症患者が増えると考えられているかといいますと、一つは65歳以上人口の爆発的な増加にあります。ところが、厚生労働省によると、2025年には

高齢者数ピークを迎え、その後は高齢者数は徐々に減少していくと推計されています。

それなのになぜ、認知症高齢者数は右肩上がりに増加していくのでしょうか。その理由は簡単です。現在の認知症治療の中心は薬物療法ですが、認知症を治すことはもちろん、進行を抑えるにも有効で安全な薬がないのです。

もちろん、世界中の認知症研究者や製薬企業が、認知症の進行を止めたり、治療する薬の開発を進めています。しかし、現在のところ、有力な認知症治療薬の開発の目処は立っていません。それどころか、複数の世界的な製薬企業が、認知症治療薬の開発から撤退を表明しているのです。それほど、認知症治療薬の開発は難しいのです。

認知症の約４分の３を占めるアルツハイマー型認知症の治療を行う

認知症の70～80％は、アルツハイマー病、または脳卒中を伴うアルツハイマー病が原因で発症します。アルツハイマー病は、いまだに原因が根本的には解明されていませんが、最も有力な説を紹介しておきましょう。

老化に伴って、脳の中にタンパク質の一種であるアミロイドβタンパクという物質が蓄積されてきます。そうすると、老人斑が形成されて、脳の神経細胞の性質が変化し（変性）、しだいに萎縮していくのです。

アミロイドβタンパクは、脳のあらゆるところにたまりますが、多くは側頭葉に蓄積されます。側頭葉には、記憶をつかさどる「海馬」があります。海馬が障害を受けると、短期記憶（最近の出来事の記憶）の機能が著しく障害されて、人の名前が出てこないとか、ついさっき何かをしようとしていたのに、何をしようとしていたのか思い出せないなどの症状が現れてきます。

さらに、アルツハイマー病になると、思考力や判断力が著しく低下したり、見当識（時間や目の前にいる人物、自分がいる場所などに対する認識機能）障害を起こしたりするなど、認知症特有の症状が出てきます。

脳の神経細胞の変性や萎縮は50歳代から始まっている

アルツハイマー病が最も多く発症する年代は、70～75歳といわれています。読者の皆さんのなかには、「それなら私は、まだ大丈夫だな」と思われた方もいるのではないでしょうか。しかし、油断は禁物。アルツハイマー病の厄介なことの一つは、ある日突然に発症するわけではないことです。

どういうことかといいますと、先ほどお話ししたアルツハイマー病の原因と考えられているアミロイドβタンパクの脳への蓄積は、発症するずっと以前から起きているのです。アミロイドβタンパクは、若い人の脳にも発生しています。しかし、私たちには、アミロイドβタンパクを分解する機能が備わっているため、若いうちはアミロイドβタンパクができるそばから、どんどん無害なものに分解していけるので、認知症になることはないのです。

ところが、一般的には50歳代前半、早い人では40歳代前半からアミロイドβタンパクを分解する機能が低下し始めて、脳の中に少しずつアミロイドβタンパクが蓄積されて神経細胞が変性していきます。つまり、アルツハイマー病による認知機能の低下は、発症する20年以上前から徐々に進行していることになります。

もう一つ、認知症に関するお話をしておきましょう。

ここまでお話ししてきたように、アルツハイマー型認知症に関しては、50歳代だから、60歳代だからといって安心するわけにはいきません。

認知機能障害はあるけれども、日常生活を送ることには支障がない、つまり、健康な状態と認知症の間のグレーゾーンが20年ほど続きます。この状態を軽度認知障害（ＭＣＩ）といいます。

従来の認知症の診断基準では、グレーゾーンの段階では認知症と診断されませんでした。ところが、認知症を治療する薬をはじめとした有効な治療手段がない現状では、認知症と診断されてから薬物療法などの治療を始めたのでは遅いという考え方から、軽度認知障害という概念が生まれてきました。

例えば、親が認知症を発症していたとしても、毎日のように接している家族でさえ認知症の可能性を疑わない、あるいは認めたくないということがよくあります。ましてや軽度認知障害の段階では、認知機能が低下してきても、家族はもちろんのこと本人でさえ「年のせい」で片付けてしまうことが多いのが現実です。しかし、こうした認知症や軽度認知障害の知識をもつことで、認知症のリスクに対する考え方が違ってくるはずです。これからの方向性としては、こうした軽度認知症に対して予防的に培養上清を使用することを計画しています。

数々の映画で取り上げられたアルツハイマー病の悲劇

少し科学の話からそれます。

２０１４年に最高の評価を受けた映画は文句なく『アリスのままで』（日本では２０１５年６月公開）でしょう。若年性アルツハイマー病を正面から取り上げたこの作品の主演女優、ジュリアン・ムーアはこの年のアカデミー主演女優賞を受賞しています。

過去にも、多くの映画、あるいは小説でアルツハイマー病が取り上げられています。なぜこの病気がこれほどまで人々の関心を引くのか、それこそが認知症のもつ悲劇性を示しています。

肉体の死がわれわれにとって最大の悲劇であるならば、がんをテーマにした作品がもっと多くつくられてもおかしくありません。なぜならがんは死亡原因の常にトップを走っているからです。それに対して、認知症の患者さんの多くは全身状態に問題はありません。

つまり、がんは生命の危機をもたらしますが、アルツハイマー病は肉体的な影響はわずかですが、人格の死をもたらすという特徴があるからです。肉体の死と人格の死、どちらも悲劇であることには変わりありません。しかし、人格の死は肉体の死以上の衝撃をわれわれにもたらします。それは人の尊厳を根底から破壊するからです。

人類はこれまでの歴史のなかで、老化や病気、事故、戦争などによる肉体の死を見てきました。そのことを受け止めるために、長い間をかけて心の訓練をしてきたともいえるでしょう。

しかし、健康な肉体の人格の死は、人類が初めて経験する事態であり、受け止めるだけの十分な準備ができていないのです。今まで温厚であった母親が急に粗暴になり、娘の顔を忘れる。紳士的であった父親が、下品な言葉で家族をののしる。このような人格変貌を来した高齢者を周囲がどのように受け止めていいのか、その技術も心構えも社会体制も準備ができていないのです。

認知症の悲劇はまさにこの人格変貌にあると考えられます。肉体的衰弱に対しては、薬物を中心にその対処法が十分に確立しています。しかし、人格変貌にはただただ驚き悲しむ混乱ばかりで、薬では対処できないのですから。こうした苦悩がさまざまな映画や小説を生み出していると、私には思われます。

これからの高齢化社会のなかで激増するであろう認知症の患者さんに対して、われわれがいかに向き合うべきか、医学だけではなく、自然科学、社会科学、哲学、宗教、あらゆる知恵を結集して考えなくてはなりません。われわれにとって「悪魔の病気」ともいえるアルツハイマー病との戦いはこれからが本番なのです。

さて、先ほど紹介した83歳の認知症患者さんとそのご家族との交流はその後も続きました。この患者さんは昨年（２０１７年）、85歳で亡くなりましたが、息子さんは、「最後まで優しい母のままだった」と話してくれました。優しい死、これこそ人類が望むものではないでしょうか。

培養上清が一人でも多くの認知症患者さんの治療に役立つことを願わずにはいられません。

アルツハイマー型認知症モデルマウスによる実験で培養上清の有効性を確認する

先ほど紹介したアルツハイマー型認知症の臨床試験をする以前に、私の研究グループは、研究を積み重ねてきました。

まず、過去にアルツハイマー型認知症に対して、幹細胞を使ったどのような動物実験や臨床試験が行われているかを調べました。

それらのほとんどが、従来型の幹細胞移植によるもので、ヒトES細胞を使ったものも散見されました。ところが、これらの臨床試験の論文を詳細に読んでみると、どの論文も移植した幹細胞が認知症を改善したとは結論付けていません。それでは、どのような結論に至ったかといいますと、「幹細胞が出しているタンパク」が効いているというものです。

つまり、われわれの主張と同様に移植した幹細胞そのものは、アルツハイマー型認知症治療の脇役でしかないというのです。ただし、過去の論文のこうした結論は、幹細胞の働きを説明することにとどまり、「幹細胞の出しているタンパク（生理活性物質）」を治療目的で使うという発想にはつながっていませんでした。私たちの発想と過去の研究との決定的な違いは、まさにこの一点にあるといえるでしょう。なぜその発想が出てこなかったのか、本当に不可解なことです。

私は、幹細胞を培養した液体である培養上清によるアルツハイマー型認知症の臨床試験を行う以前に、マウスに培養上清を投与する動物実験を行っていましたので、こうした過去の論文の結論と同じ見解をもっていました。その動物実験を紹介しましょう。

私が行った動物実験は、新奇物体認識試験というものです。一般の方には、実験の名称からはどんな動物実験なのがイメージしにくいでしょうから、まずどのような実験かを説明しておきましょう。

新奇物体認識試験とは、マウスの認知能力を見る実験です。

この実験では、まず正常なマウスとアルツハイマー型認知症を発症しているマウスのゲージにそれぞれ二つの同じ形の箱を入れます。マウスは何が入ってきたのだろうと、二つの箱に近寄ってきます。次に、二つの箱のうち一つを違う形の箱に入れ替えます。そうすると、人間でも同じですが、アルツハイマー型認知症を発症していない健康なマウスは、新しく入ってきた箱に興味を示して、前から入っていた箱よりも新しい箱のほうにより多く近寄ってきます。つまり、二つの箱の形が違うということを認識している行動をとります。

　ところが、アルツハイマー型認知症を発症しているマウスは、一つを別の形の箱に入れ替えても、両方の箱にほぼ均等に近寄ってきます。このことからわかるのは、アルツハイマー型認知症になると、形の違いを認識する能力が著しく低下、または消失しているということです。

　次に、アルツハイマー型認知症を発症したマウスの鼻から注射器を使って培養上清を投与して、もう一度、新奇物体認識試験を行ってみました。そうすると、正常なマウスと同じように前からあった箱のほうより、入れ替えた新しい箱のほうに頻繁に近寄っていったのです。つまり、アルツハイマー型認知症を発症していたマウスに培養上清を投与することで、認知症が改善されたということです。

　動物実験を行ったアルツハイマー型認知症マウスの脳を解剖したところ、記憶の中枢である海馬の神経細胞が増えていることがわかりました。さらに、それらのマウスには、鼻の炎症や脳細胞の変性などの副作用は起きませんでした。

　この実験からいえることは、

●鼻から入れた培養上清（乳歯歯髄幹細胞由来）の成分は脳に浸透することができる。
●脳に入った培養上清はアルツハイマー型認知症マウスの海馬の神経細胞を増やし認知機能を回復させた。
●培養上清は、鼻腔や脳内で炎症などの異常所見は起こさなかった。
　ということです。

　こうした結果を踏まえると、乳歯歯髄幹細胞由来の培養上清によるアルツハイマー病以外の脳疾患の再生医療の可能性もみえてきます。

　しかも、幹細胞移植のように頭蓋骨に孔をあける必要もなく、点鼻投与という非侵襲的[※1]な方法で治療ができます。完全に症状を消し去ることができなかったとしても、改善というだけでも患者さんやご家族の苦痛は大幅に軽減されるはずです。

※1　非侵襲的……患者さんの体に傷をつけない。

〝妖精の粉〟で、切断された指が爪まで元どおりに再生された

もう一つ、培養上清を使った臨床例を紹介しましょう。

この症例は、私が行ったものではなく、米軍が開発を進めている〝妖精の粉〟と呼ばれる豚の膀胱《ぼうこう》から抽出した、細胞外マトリックスとサイトカインを使った再生医療です（2010年3月28日放映、NHKスペシャル「人体〝製造〟～再生医療の衝撃～」）。

妖精の粉は、まず酵素を使って豚の膀胱から細胞を取り除く脱細胞化処理を行います。細胞がなくなっても細胞と細胞をつないでいたマトリックスは残ります。マトリックスの表面には、培養上清にも含まれているサイトカインや成長因子が大量に付着しています。

つまり、われわれの培養上清は、幹細胞の培養液中から細胞外マトリックスを抽出したのに対して、妖精の粉は培養という操作ではなく、直接膀胱からマトリックスを取り出したので、両者はほぼ同じ生理活性物質を含んでいると推察できます。どちらも細胞は含まれていないということが共通点です。

軍隊では、けがをすることは日常茶飯事のことなのかもしれません。骨折や外傷などを、

再生医療で治療するというのがペンタゴンの主要なミッションの一つであると聞いています。テレビで紹介された妖精の粉を使った再生医療のなかでも特に興味を引いたのが、切断された指を元通りに再生する治療です。あたかもトカゲが切断されたしっぽを再生するような治療が実際に兵士に施されていたのです。

切断した指の断面にパウダー状にした妖精の粉を乗せて、包帯で包んでおきます。何日かすると、切断してなくなってしまった指が伸びてきます。しかも、爪まで再生されているのです。これには、さすがの私もびっくりしました。

妖精の粉が臨床使用されたのは、培養上清がまだ発表されていない時期でしたから、米軍でもわれわれと同じアイデアをもっていたことになります。この事実は、脱幹細胞の再生医療が正当性をもっていることを示していて、とても勇気づけられました。

人工皮膚作製会社を訪ねたとき、アンテナに引っかかるものがあった

私は、長年の再生医療に関する研究から、幹細胞が再生現象の主役であるという考えに

疑問を抱いていました。

第2章で紹介した、犬の下顎の骨に欠損をつくって、そこに幹細胞を移植した実験でも、移植した幹細胞は、再生した骨の中にほとんど生存していませんでした。また、犬自身の幹細胞の移植でもほかの犬の幹細胞移植でも結果にあまり変わりがなく、移植した幹細胞の数と再生した骨の量に相関関係もありませんでした。

ここからは、その後、私がどのようにして培養上清に辿り着いたのかをお話ししていきます。

バカンティ理論に疑問をもつようになった私は、これまでの幹細胞移植に関する論文を片っ端から読み直しました。その結果、幹細胞の働きを再生の主役であると結論付けている論文は少数派で、幹細胞がつくり出す生理活性物質が自己再生力を助けているという論文がたくさん出てきました。ちなみに、現在では、この考え方が主流になっています。

次に私が考えたのは、「幹細胞がつくり出す生理活性物質だけを回収して、患者さんに投与したら臓器や組織が再生するのか」という問いであり、「そのようなことが実際に可能なのか」という疑問でした。

この時点で、私の頭の中には、まだはっきりとした仮説はなく、ただ漠然と「再生医療は幹細胞だけじゃない」という思いだけがあったのです。

ちょうどその時期に、アメリカのサンディエゴにある培養皮膚ベンチャーを訪問する機会がありました。この会社は、皮膚の線維芽細胞を培養して、ポリマー線維のメッシュに付着させ、傷の治療に利用する他家（他人）培養真皮という人工真皮の研究をしていました。

この人工真皮はすでに商品化されていて、米国を中心に熱傷や皮膚潰瘍に使用され一定の評価を得ていました。

われわれは、培養真皮の製造工場に案内されました。完全自動の巨大な培養設備を見学したとき、線維芽細胞の培養液が大量に廃棄されていることに目を奪われました。見学中、私の興味はずっとこの捨てられている廃液に向いていました。

というのも、培養液には多種多様な生理活性物質が含まれているはずです。もったいないではないですか。それを治療目的で利用できないのか、と考え続けていたのです。見学ツアーのあと、この会社の研究者とディスカッションしたときに、捨てられている培養液について質問してみました。

すると、私の推察どおり、線維芽細胞は大量の生理活性物質を産生していて、廃棄された培養液に含まれていること、それらが潰瘍などに治療効果を上げていること、他家（他人）の細胞から産生された生理活性物質であっても治療効果は変わらないことなどを説明されました。

このディスカッションが、のちに培養上清の利用を思いつく大きなヒントになったのです。

培養上清が再生医療の主役であるという仮説を立てる

培養上清の発想や発見には、多くのエピソードがあります。

幹細胞を使った再生医療を研究するなかでの動物実験の結果から、そして、先に紹介したサンディエゴのエピソードのような再生医療の研究者たちとの何気ない雑談のなかにもヒントがありました。こうした一つひとつの出来事が、培養上清の利用の発見につながっていったのです。

彼らは細胞から分泌される生理活性物質が再生現象の重要なファクターであることを知

っていました。しかし、その生理活性物質を使って再生医療に応用するという発想につなげていかなかったのです。

それはなぜでしょうか。

彼らとわれわれを分けたものは何か。その答えは、彼らには再生医療の臨床経験がほとんどなかったことです。実際に幹細胞を培養して移植するという作業をやっていると、その労力と費用が膨大なものであることがよくわかります。私は幹細胞移植の臨床研究を数多く経験していました。われわれは培養皮膚や骨の臨床を300例以上行っていて、この臨床症例数はその当時、一つの研究室が系統的に行った再生医療（幹細胞移植）としては世界最大級であったと思います。

われわれは、幹細胞移植による再生医療を行うためには、細胞培養のための施設、そのランニングコスト、培養士の人件費など、いかに負担が大きいかをよく知っていました。そして、決定的なのは、そうした苦労に見合うだけの臨床結果が必ずしも得られないということです。これでは医療として成り立ちません。

われわれはこうした現実を知っていただけに必死でした。幹細胞移植に頼らない新しい再生医療の技術を探さなくてはならない。私は懸命に考え続けました。そしてついに、培養上清に含まれる生理活性物質だけでも、破壊された組織や臓器を再生できるのではないかという仮説に辿り着いたのです。

すぐにこの仮説を実証するための実験を開始しました。方法は非常に単純です。幹細胞移植の実験で使われたモデル動物に培養上清だけを投与して、幹細胞移植による再生の結果と比較すればよいのです。

培養上清を使った動物実験で目を見張るような結果を得る

再生医療の動物実験には、一定のパターンがあります。

まず疾患モデル動物をつくります。特定の薬剤を使ったり手術を行ったりして、人間の病気を動物に再現します。

例えば、肝硬変のモデル動物をつくるには、四塩化炭素という薬をマウスに注入します。すると、肝細胞が破壊され人間の肝硬変によく似た病気を再現することができます。この動物にいろいろな薬や細胞を投与して、肝硬変が治るかどうかを検証するわけです。

肝硬変の再生医療では、骨髄の幹細胞を肝硬変モデル動物に注射するとよく治るという論文がたくさん発表されていました。この動物に、幹細胞の代わりに幹細胞の培養上清を注射したらどうなるでしょうか。

幹細胞を体に入れないのですから、これまでの再生医療のロジックならば肝硬変は治らないはずです。ところが、幹細胞の培養上清を注入しただけで肝硬変モデル動物の肝硬変はきれいに治ってしまいました。肝硬変の再生医療に、幹細胞はいらないことが証明されたのです。

私は、この実験結果を聞いたときの感動を、今でも鮮明に覚えています。本来ならば、2週間以内に死んでしまうはずの肝硬変モデルマウスが、すべて元気に生きていたのですから。

さらに驚くべきことに、糖尿病や関節リウマチのモデルマウスでも、培養上清による再生療法が、劇的な効果を示しました。

なんと幹細胞の培養上清は、難病を治す薬だったのです。この章の最後にいくつかの病気に培養上清が有効であることを証明した動物実験を紹介します。

はじめは培養上清に見向きもしなかった研究者の目の色が変わってきた

培養上清による動物実験を始めた頃の面白いエピソードを紹介しておきましょう。

今でこそ、培養上清による再生医療は、研究者の間で常識になりつつありますが、私が培養上清の有効性に注目した当時は「培養上清がおもしろい」といっても、誰も関心をもってくれませんでした。

「幹細胞ではなく、その培養上清だけでも再生医療が可能である」という仮説は、まさにコペルニクス的転回のようなもので、これまでの常識を覆すものだったからです。

先ほどもいいましたように、ほとんどの再生医療の研究者は、幹細胞の産出する生理活性物質が再生のキーファクターであることに気がついていたと思います。私だけの思いつきではないのです。ただ何度もいうように、培養上清で治療をするという発想はありませんでした。

われわれは、幹細胞移植を世界で最も多く経験していたので、その大変さをよく知っていました。だからこそ、幹細胞の移植にたよらない再生医療の方法を必死で探していた、というところがほかの研究者と決定的に違っていました。

まさに培養上清は、臨床の苦労が生み出した起死回生のアイディアだったといえるでしょう。

幸いなことに私が培養上清による治療を着想した当時の名古屋大学には、いろいろな好条件が揃っていました。幹細胞を分離・培養する技術、さまざまな疾患モデル動物をつくる方法、研究を支える優秀な大学院生と指導者、さらには研究資金にも恵まれていました。

私は、このアイディアを携えて医学部のいろいろな研究室を回りました。

脳神経外科には「脳梗塞の再生医療を培養上清で」とお願いし、消化器内科には「培養上清で肝硬変を治療しましょう」と提案しました。臨床薬理には、「アルツハイマー型認知症は培養上清で治せます」と熱心に話しました。

教授会で隣り合わせた他科の教授から、

「上田先生は、再生医療に幹細胞はいらない、培養上清で十分とかいっているそうじゃないですか」と、時々話をふられるたびに、

「先生もぜひ培養上清を使ってみてください」

とお願いしていました。ところが、

「幹細胞なしで組織が再生するはずがない」

という思い込みのあるこの教授とは、全く話がかみ合わず、疑いの目で見られることはあっても、進んで協力をしようとする姿勢は見られませんでした。

教授がこのような考えだと、その下にいる研究者も同様です。最初はどの研究室に話を持ち込んでも「培養上清だけで臓器が再生するなんてあるわけない」と冷ややかでした。

彼らは、すでに幹細胞移植で難病を治すというシナリオで走り出していましたし、そのテーマで研究費をもらっていましたから、そうした反応は当然といえば当然のことでした。日本中が幹細胞移植一色という時代に、私は孤立無援といっていい状態でした。

それでも粘り強く、「そこをなんとか」と頼み込み、彼らの疾患モデル動物に培養上清を投与してもらいました。

するとどうでしょう。

幹細胞を移植しなくても病気がきれいに治ってしまったのです。これには各科の研究者たちは本当に驚いていました。

そうなると、彼らの目の色が変わってきます。少しずつ私の研究室に大学院生が集まるようになったのです。おかげで頭のてっぺんからつま先まであらゆる組織や臓器の再生医療の研究をすることができました。

結局、私の研究グループが培養上清を使った動物実験で治療に成功した疾患は、脳梗塞、脊髄損傷、低酸素脳症、アルツハイマー型認知症、関節リウマチ、接触性皮膚炎、骨欠損、皮膚潰瘍、心筋梗塞、肺線維腫症、腎不全、肝硬変などにのぼり、培養上清は多くの難病に有効であるということを実証したのです。

培養上清が、臓器を再生する環境を整える

ここまで何度か培養上清という言葉が出てきました。読者の方には聞き慣れない言葉であり、どのようなものなのかわかりにくいかもしれません。そこで、培養上清についてお話ししていきましょう。

培養上清という言葉は、本来はシャーレの中の実験に限定して使われるもので、幹細胞を培養したあとの〝上澄み液〟というほどの漠とした概念です。

この上澄み液にはたくさんの生理活性物質が含まれています。多くの研究者はこのこと

を知っています。ですが、本気で臨床で使おうとしていたグループはわれわれだけでした。先ほどお話ししたように、アメリカの人工皮膚を研究するベンチャー企業では、線維芽細胞を培養したあとの培養液（培養上清）は廃液として捨てていたくらいです。

まず簡単に培養上清のつくり方を説明しましょう。

はじめに幹細胞をウシの血清を使って増殖させます。ちなみに血清とは、血液中の血漿《けっしょう》（赤血球や白血球などの血球以外の液体成分）から、凝固作用のあるフィブリノーゲンという物質を除いたものをいいます。ある程度細胞が増えた段階で、幹細胞になんらかの刺激を与えます。例えば、温度を変える、酸素濃度を変える、振動を与えるなどの刺激です。

そうすると、幹細胞は自らの恒常性を維持したり、自己保全をするために大量の生理活性物質を放出します。幹細胞から放出された生理活性物質は、培養液の中にたまっています。これが培養上清です。ウシの血清部分は事前に取り除いておきますから、回収された培養上清は純粋に幹細胞がつくり出した生理活性物質だけとなります。

幹細胞がつくりだした生理活性物質には、何が含まれているかは完全にはわかっていません。ただし、これまでに分析されただけでも１００種類以上の生理活性物質が含まれていることがわかっています。

タンパク質の一種であるサイトカインといわれる分子量が大きいものから、エクソソームと呼ばれる遺伝子の切れ端の詰まったカプセルのような分子量が小さなものまで、培養上清は幹細胞の恒常性を維持し、保全するための多種多様な生理活性物質によって構成されているのです。

培養上清がもつ再生にかかわる四つの機能

多彩な生理活性物質ですから、その作用機序や機能を説明するのは簡単ではありません。ただし、培養上清の生物学的な効果は、次のように要約できます。

再生現象との関係で説明していきましょう。

①炎症を抑える機能
破壊された組織や臓器では、強い炎症が起きています。けがをしたときに傷口が腫れる

のは、皮膚が炎症を起こしているためです。生理活性物質は、その炎症を抑えます。

②炎症で傷ついた細胞を保護する機能

炎症を抑え、傷ついた細胞を保護する機能によって、破壊された組織や臓器に対する緊急対応ができたといえるでしょう。

③体の中に存在している幹細胞を誘導する機能

破壊されたり、傷ついたりした組織や臓器自体に存在する幹細胞本来の機能を呼び覚ましたり、その周りに存在する幹細胞を誘導したりして、損傷部に健全な幹細胞を集めて増殖させ、必要な細胞に分化させます。

④新たな血管をつくる機能

新しくできた血管を通して、再生された組織や臓器が機能するために必要不可欠な酸素や栄養素が供給されます。

培養上清に含まれる生理活性物質のこの四つの機能によって、組織や臓器の再生環境が整うわけです。

従来の薬剤ではこうはいきません。①から④までのどれか一つの機能を果たすのがせいぜいで、再生という複雑なプロセスを進められるのは、培養上清に含まれる多彩な効果をもった生理活性物質がすべて必要なのです。

このような培養上清がもつどの機能が欠けても、組織や臓器の再生はできないでしょう。特に、私が注目したのは、③の「体の中に存在する幹細胞を誘導する機能」です。この働きこそが、培養上清を使った再生医療の一番の特徴だと、私は考えています。

培養上清の一番の特徴は幹細胞を活性化させること

脳梗塞を発症した患者さんの片麻痺が改善したのも、アルツハイマー型認知症の患者さんの認知機能が改善したのも、切断された指が爪を含めて再生したもの、培養上清に含まれる生理活性物質が体の中の幹細胞を活性化し誘導するという機能をもっていたからです。実際に変性して機能しなくなってしまった脳の神経細胞を、そして、なくなってしまった指の先を再生した主役は、患者さんの中にもともと存在する幹細胞だと確信しています。

これこそが、培養上清を使った再生医療の本質といっていいでしょう。

「それならば、培養上清を投与しなくても、人間には本来、損傷を受けた部位に幹細胞を集める機能が備わっているではないのか」という質問をよく受けます。

たしかに、私たちの体にはそうした機能が備わっています。

だからこそ、けがをして傷ができても、傷口が塞がり、傷ついた皮膚を修復できるのです。しかし、けがをして傷ができても、若い頃はきれいに傷が治ったのに、最近はなかなか傷跡がきれいに治らなくなった、という経験はどなたにもあるのではないでしょうか。

これは、体内に存在する幹細胞の数が減少しその遊走能（患部に集まれる能力）が低下しているためです。

第2章でテロメアのお話をしました。染色体の両端に存在するテロメアが、細胞分裂するたびに短くなり、やがてその細胞は自死するという話を覚えているでしょうか。

幹細胞は例外で、テロメラーゼによってテロメアの長さを保つことができます。とはいっても、加齢に伴なって幹細胞の数は減少し、機能も劣化していきます。

若い頃に比べて傷が治りにくくなるのは、幹細胞の劣化のためなのです。

ましてや認知症や脳卒中、心筋梗塞といった重篤な病気であれば、生来、体に備わっている幹細胞の機能だけでは、失われた組織や臓器を修復し機能を取り戻すことはできなくなってくるのでしょう。

培養上清は、体の中の幹細胞の遊走能を高め、傷や欠損の場所に強力に集めます。そして、活性化します。このように培養上清は、失われた組織や臓器を修復する再生機能を強力に手助けしていると考えられます。

動物実験で安全性や幹細胞移植と同等の治療効果を得られるかの確認にとりかかる

幹細胞の移植を前提とした再生医療の実用化には、幹細胞のがん化という大きなリスクがあることはすでお話ししました。がん化は、体内にある細胞が何らかの理由で遺伝子の異常を起こしたことから始まります。

培養は、生体内で起こる細胞分裂を短期間に再現することで、細胞数を爆発的に増やす操作ですから、細胞は異常な環境に置かれることになり、遺伝子の変異が起きる可能性があるわけです。

事実、培養した幹細胞を調べてみると、少なくない頻度で、遺伝子変異がみられます。

ただし、「遺伝子異常＝がん化」というわけではありません。「正常ではない」ということしかいえないのです。

第2章でもお話ししましたが、現在の科学のレベルでは、どのような遺伝子異常があるとがん化につながるのかという判断基準がないのです。ですから、培養細胞を臨床使用することに慎重になるのは、仕方がないのかもしれません。培養細胞の遺伝子異常は必ず起きるのですから、このことは幹細胞の移植を前提とした再生医療に永久につきまとう宿命なのです。

われわれは、培養上清の安全性と治療効果を、動物を使って実証する実験を行いました。繰り返しになりますが、培養上清による再生医療を理解するのに重要なことなので、実験の手法をもう一度簡単に説明しておきます。

まず実験動物に肝硬変や糖尿病、アルツハイマー病などを発症させます。

次に、このような疾患モデル動物に幹細胞移植をして効果があったという論文を参考に、幹細胞の代わりにその培養上清を投与して、効果や副作用を比較します。

もし治療効果が同じなら、培養上清は幹細胞移植に代わる新しい治療技術になり得ることになります。なぜなら、培養上清には、培養された幹細胞のようながん化のリスクがないのですから。

そして、安全性ですが、これまでに私の研究グループが行った主要な実験では、有害性は全くありませんでした。培養上清のリスクで最大のものは、別の動物からつくった生理活性物質の場合、アレルギー反応を起こすのではないかという懸念でしたが、この現象もみられませんでした。

しかも、幹細胞移植では、細胞を静脈内に注入すると肺の血管に栓塞ができるというリスクも指摘されていますが、培養上清の場合、こうした異常所見も全くみられませんでした。

こうした動物実験をとおして、がん化の危険性や副作用がなく、効果は幹細胞移植と同等であることがわかってくると、次第に学会の空気が変わっていくのがわかりました。同じテーマで発表を続けていたので、少しずつ理解者も増えていったのです。

それでも幹細胞移植を捨てて培養上清に転向するという研究者はごく僅かでした。日本中を挙げてiPS細胞、さもなければ組織幹細胞という時代でしたから、仕方がないといえば仕方ありません。

しかし、培養上清の効果を体感していた私には、彼らの反応が全く理解できませんでした。頑迷とすら映りました。幹細胞移植と同程度の効果があって、リスクも低く、簡便で費用も安い培養上清をなぜ使わないのかと不思議でなりませんでした。私の決心は固まりました。

「培養上清の価値を知ってもらうには、一日でも早く臨床試験を行って、その治療効果を見てもらうほかはない」と思い至ったのです。

培養上清による再生医療には医療者にも患者さんにもメリットがたくさんある

ここで、培養上清による再生医療のメリットをまとめておきましょう。

前の項でお話ししたように、培養上清による治療の効果は幹細胞移植と同じでした。

「それならば、従来の幹細胞移植による再生医療でいいのではないか」と思われる読者の方もいらっしゃるかもしれません。しかし、ここまでお話ししてきたように、培養上清には、幹細胞移植にはないメリットが数多くあります。

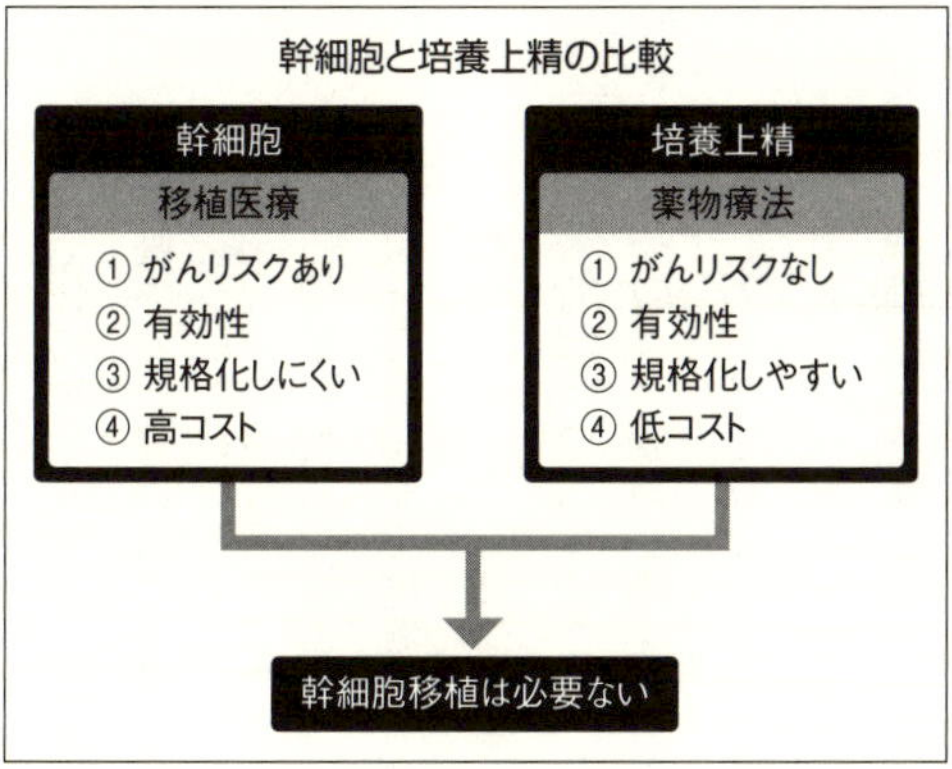

●がん化の危険性がゼロ

培養上清は、生きている幹細胞の宿命ともいえるがん化の危険性がゼロです。この点が、培養上清の最大のメリットなのです。現に、私の研究グループでは、延べ６００匹以上の動物に培養上清を投与しましたが、がんができたケースは一例もありませんでした。

●使い勝手のよさ

培養上清は生きている幹細胞とは違い、とても使い勝手がよいという特徴があります。液体なので凍結保存しておくことで、約半年は有効性を保つことができます。さらに凍結乾燥すれば粉末にもできます。粉末にすることで運搬も容易になりますし、大量生産が可能です。まさに細胞ではなく薬なのです。

●患者さんの利便性

幹細胞を移植する方法は、静脈注射に限られます。そのため幹細胞を移植するには、特別な施設で専門医による治療が必要です。

それに対して培養上清は、点鼻薬や塗布薬として使うことができますから、医療機関に通院する必要はありませんし、処方してもらった培養上清を点鼻したり、吸引したり、塗布したりすればいいのです。

●急性期に使用できる

自分の幹細胞を培養して移植する場合、培養に時間がかかるため、病気を発症した直後に使用することができません。そのため、一刻を争うような重篤な病気に対しては、幹細胞移植は向きません。

その点、培養上清は製剤化して保存できるので、急性期に使用でき、熱傷治療などで迅速に対応できるというメリットがあります。

●費用対効果が高い

幹細胞を移植しなくても、幹細胞と同じ効果が得られるにもかかわらず、治療費も幹細胞移植の約１００分に1で済みます。

次から紹介する治療が難しい病気に対する培養上清による改善効果は、すべて名古屋大学医学部とほかの研究機関との共同で行われた動物実験によるものです。対象として選んだ疾患は、これまで有効な治療方法がなかったものばかりです。まさしく再生医療が最も期待されている分野といえます。

驚くべき実験結果をご紹介します。

超高齢社会を迎えた日本で最も深刻な病気がアルツハイマー型認知症

アルツハイマー型認知症については、この章の冒頭で臨床試験を紹介したとおり、培養上清による治療が絶大な効果をもたらしています。

アルツハイマー型認知症は、認知能力の低下とアミロイドβタンパクが蓄積して脳の神経細胞に老人斑を生じる進行性の神経変性疾患であり、病理学的なメカニズムはよくわかっていないことはすでにお話ししたとおりです。そのため、現在のところ症状を改善したり、進行を止めたりする有効な治療手段はありません。現在行われている薬物療法としては、わずかに神経伝達物質であるコリンエステラーゼ阻害薬が使われていますが、根治可能な薬ではありません。

近年、再生医学的な治療が試みられていますが、残念ながらほとんど実用的効果は上げていません。

神経幹細胞や脂肪幹細胞、ＥＳ細胞などの移植実験で症状の回復はみられますが、移植した幹細胞自体が生着し脳を再生したという報告はありません。つまり、症状の改善は、幹細胞の産出した生理活性物質が促したことを示しています。

今日、アルツハイマー型認知症は、すべての人にとって潜在的な脅威であると同時に、社会的に大きな負担となっています。ある日、物忘れが続くことが気になり、次第に認知能力が低下し、医療機関を受診して検査を受けたところ、アルツハイマー型認知症と診断されます。病状が進行し、ついには人格障害、寝たきりにまで至りますが、その過程で被害妄想、徘徊《はいかい》、暴力などの問題行動を伴うきわめて深刻な病気です。

日本では、認知症全体の原因の70～80％がアルツハイマー型認知症であることは、すでにお話ししたとおりです。２０１５年に国際アルツハイマー病協会が発表したレポートによると、世界全体では約４６８０万人の認知症患者がいると推計されています。ほとんどが65歳以降に発症していますが、４～５％は65歳以下で発症する若年性アルツハイマー型認知症であり、20歳代での発症の例も報告されています。先進国では、アルツハイマー型認知症が最も金銭的コストが高い病気であるといわれています。

こうした状況下で、私の研究グループは、多数の神経再生因子が含まれている乳歯歯髄幹細胞培養上清のアルツハイマー型認知症に対する治療効果を、アルツハイマー型認知症モデルマウスを用いて検証しました。鼻の粘膜から乳歯歯髄幹細胞培養上清を投与すると、アルツハイマー型認知症モデルマウスの認知能力は、著明に改善しました。さらに、乳歯歯髄幹細胞培養上清は、アミロイドβタンパクによって引き起こされる炎症反応を抑え、神経細胞を再生させるための脳の環境を整えることがわかりました。

このように、幹細胞移植による再生医療とは異なり、培養上清を鼻の粘膜から投与できることが何よりも優れた点と考えられます。すでにアルツハイマー型認知症を発症している患者さんに細胞移植を行うのは、あまりにリスクが高く現実的ではありません。また、画像診断や遺伝子診断などでアルツハイマー型認知症が強く疑われる場合、培養上清を予防的に投与して発症を抑えることもできるかもしれません。われわれの研究は、培養上清がアルツハイマー型認知症に対する極めて有効な治療手段になる可能性を示しています。

脳梗塞や生活習慣病の代表である糖尿病の有力な治療法の可能性がある

●脳梗塞

脳梗塞は、脳に酸素や栄養素を供給する動脈に閉塞や狭窄《きょうさく》が起こり、脳に血液が不足することで発症し、脳の神経細胞が壊死する病気です。日本では、毎年約50万人が脳梗塞を発症し、現在の患者総数は約150万人にのぼります。常に日本人の死亡原因の上位を占めており、後遺症が残った場合には約15％が寝たきりになってしまいます。脳梗塞治療にかかる医療費は、日本の総医療費の約1割を占めており、介護の面からも大きな社会的負担を伴う深刻な病気です。

発症後8時間以内の急性期血栓溶解療法が有効とされています。しかし、この治療法の普及は、いまだに不十分といわざるをえません。発症後24時間までの急性期には、脳が高度の浮腫に陥るため、これを防ぐことが重要とされています。

脳梗塞に対する再生医療は、現在、札幌医科大学で自家（患者さん本人）の骨髄由来の造血幹細胞の点滴静注が行われていますが、発症後10日以内の亜急性期が治療対象です。

一方、神戸市立医療センター中央市民病院では、それよりやや長い20日までの脳梗塞が、他家（他人）の造血幹細胞で治療されています。これらはいずれも、急性期から亜急性期の症例が対象であることと、血管新生に主眼がおかれているのが特徴です。

こうした幹細胞移植に対して私の研究グループでは、乳歯歯髄幹細胞の培養上清を使った動物実験を行いました。まず発症3日目の脳梗塞モデル動物に対して、乳歯歯髄幹細胞培養上清を鼻の粘膜から投与し、運動能力と梗塞部の体積を評価しました。対照（比較）グループでは基礎培地[※1]のみを投与しました。

その結果、乳歯歯髄幹細胞培養上清を投与したグループでは、対照グループに比べて運動能力はほぼ完全に回復しました。また、梗塞部の周辺の細胞が保護され、血管が新生していることが判明しました。さらに、梗塞部の体積は、発症116日目には対照グループの約30％にまで縮小していることが確認されました。

結論としては、乳歯歯髄幹細胞培養上清は血管を新生させ、脳梗塞による運動障害を回復させています。

※1　基礎培地……細胞の培養に使われる土台で、細胞の維持と増殖に必要な最低限の成分を含んでいる。

●糖尿病

糖尿病は血糖値が高く、過去1、2か月の血糖の値を示すヘモグロビンA1cが6・5％を超える状態をいいます。高濃度の血糖が血管内皮のタンパク質と結合すると、微小血管が破壊され、目や腎臓を含むさまざまな臓器や組織を破壊します。糖尿病の恐ろしさは、これらの合併症であり、治療の主眼は合併症の予防にあります。

すべての先進国で糖尿病は10大疾患に数えられ、全世界の糖尿病罹患率は人口の8・3％に達すると推計されています。日本では、約2000万人の糖尿病患者、及び糖尿病予備群がいると考えられています。通常、糖尿病は無症状ですが、血糖値が高くなると、口《こう》渇《かつ》（口の渇き）、多飲、多尿の症状が現れます。糖尿病は、アミロイドβタンパクの分解を妨げることから、アルツハイマー病のリスク要因であることが、最近発表されました。

自己免疫反応よって、血糖値を下げるインスリンをつくる膵臓のβ細胞が破壊される1型糖尿病は小児期に現れ、糖尿病全体の約10％を占めます。通常、インスリンを補充する治療が行われます。

糖尿病全体の約90％を占めるのが、膵臓からのインスリン分泌量と働きの低下が原因となって発症する2型糖尿病です。2型糖尿病は生活習慣病の一つで、治療は食事療法と運動療法が中心となりますが、効果がない場合は血糖降下薬を用いて血糖値を下げます。

再生医療による治療は、動物実験段階までで、実用化には至っていません。動物実験は、骨髄や脂肪由来の間葉系幹細胞を糖尿病モデルマウスに投与する研究がほとんどです。これらの幹細胞は、未分化のまま移植されていることから、幹細胞がつくり出す生理活性物質の効果であることを示唆しています。

私の研究グループは、乳歯歯髄幹細胞を培養した培養上清に含まれる生理活性物質が、膵臓のβ細胞の機能と生存に与える影響について検討しました。乳歯歯髄幹細胞を48時間培養後に採取した乳歯歯髄幹細胞培養上清を糖尿病モデル動物に投与した結果、膵臓のインスリン含有量が増加し、インスリンをつくるβ細胞が増加しました。また、空腹時糖負荷試験では、インスリンの分泌量が増加しました。

こうした実験データは、乳歯歯髄幹細胞培養上清が膵臓のβ細胞を直接保護し、機能を高める効果があることを示しています。乳歯歯髄幹細胞培養上清は、糖尿病の新しい治療戦略になり得ると考えられます。

致死率の高い劇症肝炎に対する顕著な治療効果を示す

劇症肝炎はウイルス感染や薬剤アレルギー、自己免疫反応によって起こり、肝臓を広く破壊してしまう病気です。全身的な炎症、進行性の多臓器機能不全によって最終的には死に至ります。特に発熱、倦怠《けんたい》感などの一般的な肝炎症状が現れたあと、8週間以内に肝性脳症による意識障害が現れると、劇症肝炎と診断されます。

もともと肝臓は、自己再生能の高い臓器ですが、劇症肝炎の場合は、自然再生は期待できず、救命率は20~40%程度にとどまります。そのため、肝移植が唯一の治療法といわれています。劇症肝炎を発症した場合、人工肝装置で血漿交換を行い、アンモニアの除去と凝固因子などの補充をしながら肝移植のタイミングを待つことになります。

劇症肝炎に対して、再生医療が試みられた事例はほとんどありません。唯一私の研究グループの研究があるだけです。

名古屋大学の顎顔面外科と消化器内科の共同研究で、劇症肝炎に対する乳歯歯髄幹細胞移植と、その培養上清による効果の比較を検証しました。

それぞれの劇症肝炎モデルラットに乳歯歯髄幹細胞と乳歯歯髄幹細胞培養上清を単回投与したところ、肝機能の著明な改善と生存率の向上が見られました。

ところが、治療後の肝臓を調べてみると移植された乳歯歯髄幹細胞はほとんど残っておらず、治療効果が乳歯歯髄幹細胞と乳歯歯髄幹細胞培養上清でほとんど同じでした。このことは、乳歯歯髄幹細胞の治療効果は、乳歯歯髄幹細胞が分泌した生理活性物質によることを示しています。

乳歯歯髄幹細胞が分泌した生理活性物質のなかで特に重要なのは、アルカリホスファターゼという物質で、炎症の初期反応を制御し、坑炎症と組織再生のための環境を整えるという機能です。

このように、私の研究グループの研究結果から、乳歯歯髄幹細胞培養上清には、アルカリホスファターゼに対するさまざまな治療効果を示す生理活性物質が含まれていることを示しています。

一方、別の研究からは、乳歯歯髄幹細胞培養上清が肝硬変に対しても、優れた治療効果があることがわかっています。肝硬変モデル動物に乳歯歯髄幹細胞培養上清を投与すると、肝硬変による線維化が完全に抑えられ、肝機能の保全効果を示したのです。

劇症肝炎や肝硬変という現状では有効な治療法のない重症肝疾患が、乳歯歯髄幹細胞培養上清によって治療できる可能性は極めて高いといえるでしょう。

日本人の三大死因の一つ、心筋梗塞治療にも有望である

心筋梗塞は日本人の三大死因の一つで、年間約15万人に発症し、そのうち30％が死亡しています。

心筋梗塞は、心筋（心臓を形づくる筋肉）に栄養素や酸素を送っている冠動脈が狭窄したり、閉塞したりすることで、供給される血液量が低下したり、血流が途絶えて心筋が壊死する病気です。一方、心筋に供給される血液量が低下しても、壊死にまで至らない状態を狭心症といいます。

心筋梗塞や狭心症の主な原因は、血液の通り道である血管の内腔が狭くなったり、閉塞してしまう動脈硬化が冠動脈に起こることです。動脈硬化はさまざまな原因で起きますが、一般的な危険因子には、喫煙や高コレステロール血症、糖尿病、高血圧などがあります。

心筋梗塞は、急性期の治療が最も重要で、さまざまな方法があります。まず血栓溶解薬を投与することで血液を再灌流《かんりゅう》することが、予後の良し悪しを決めます。医療機関では、意識消失があり、脈拍を触れない場合は、心臓マッサージを行います。それに加えて、酸素吸入、モルヒネや硝酸薬、アスピリンの投与が標準治療です。症状が安定したら外科手術としてバルーンによる冠動脈形成術が行われます。

最近、急性期の心筋梗塞に対して、幹細胞を移植する再生医療が注目を集めています。急性期に骨髄幹細胞を静脈内投与する方法や、シート状に培養した心筋細胞を移植する方法があります。移植された幹細胞が心筋でどのようになっているのかはよくわかっていません。長く生き残って壊死した心筋の代わりをするのか、幹細胞の出す生理活性物質の効果であるのかが議論されています。

心筋梗塞に対する幹細胞移植の弱点は、幹細胞を培養するのに時間がかかることです。急性心筋梗塞では、治療開始までの時間が成否を分けるので、幹細胞再生医療は慢性期の心筋梗塞が適応と考えられます。急性期には、幹細胞の培養上清が一番理にかなった方法といえるでしょう。

このことを実証するために、乳歯歯髄幹細胞培養上清の投与が、虚血再灌流（心筋梗塞）

モデルマウスの心筋障害にどのような効果をもたらすかを実験しました。

乳歯歯髄幹細胞培養上清を虚血再灌流の5分後に静脈内投与したところ、肝動脈の梗塞部が減少するとともに、心筋細胞の自死が減少し、炎症を起こすサイトカインが減少しました。ちなみに、サイトカインには再生性のサイトカインと炎症性のサイトカインがあり、ともにマクロファージという免疫細胞から放出されます。培養上清はマクロファージの性格を炎症性から再生性に変換することで、炎症性のサイトカインを減らし、再生性のサイトカインを増やしているのです。

培養実験では、心筋梗塞モデル動物の心筋細胞を培養して乳歯歯髄幹細胞培養上清を添加したところ、細胞の自死が抑えられ、炎症遺伝子の発現が抑制されました。

これらの効果は、骨髄幹細胞由来培養上清や脂肪幹細胞由来培養上清よりはるかに高いものでした。

このことから、乳歯歯髄幹細胞培養上清には、骨髄幹細胞由来培養上清や脂肪幹細胞由来培養上清に比べて幹細胞増殖因子が多く含まれていると考えられます。この幹細胞増殖因子には、心筋細胞の自死を抑える効果があります。

確認のために幹細胞増殖因子をブロックした乳歯歯髄幹細胞培養上清を虚血再灌流モデ

ルマウスに投与したところ、細胞の保護効果や梗塞範囲の減少効果が減弱してしまいました。

乳歯歯髄幹細胞培養上清は、急性の虚血による心臓障害を回避でき、主な作用物質は体内にある幹細胞の増殖因子であることがわかりました。

乳歯歯髄幹細胞培養上清は、幹細胞増殖因子以外にもさまざまな組織再生に効果のある物質を含んでおり、急性心筋梗塞の有望な治療法になり得ると考えられます。

培養上清の生理活性物質が関節リウマチの症状を改善する

関節リウマチは、関節の痛みや腫脹《しゅちょう》（腫れ）がみられる難病で、慢性の炎症が常にみられ、30～40歳代の約１％に発症します。症状は長年にわたり徐々に進行し、全身の関節の軟骨や骨が破壊されていきます。こうした重症例では、抗リウマチ薬の効果は期待できず、人工関節などの手術を行います。

関節リウマチは、比較的再生医療の研究が進んでいる分野で、さまざまなタイプの間葉系幹細胞を関節リウマチモデル動物に移植することで、症状が改善したとする論文が多くみられます。そして、そのメカニズムは、間葉系幹細胞がつくり出した生理活性物質によるものであると説明されている論文が多いのです。つまり、培養上清による治療効果がはっきりしている病気の一つといえます。

私の研究グループは、ヒト関節リウマチモデル動物による動物実験で、乳歯歯髄幹細胞培養上清が、抗Ⅱ型コラーゲン抗原誘発関節炎という関節症状と、軟骨や骨の破壊を著明に改善することを明らかにしました。つまり、乳歯歯髄幹細胞培養上清は、破骨細胞の増殖を抑えるという、関節リウマチに対してさまざまな効果をもつことがわかったのです。

関節リウマチに対する幹細胞移植の効果は、幹細胞そのものが関節を再構築するのではなく、あくまで幹細胞がつくる生理活性物質によるものであり、乳歯歯髄幹細胞培養上清は関節リウマチに対する新しい治療法となり得ることを示しています。

治療法が確立されていない難病にも培養上清の効果が

●脊髄損傷

脊髄は、脳と体を結ぶ中枢神経のことです。脊髄が損傷を受けると、損傷部より先の運動神経や知覚神経、自律神経が麻痺してしまいます。日本では、年間約5000人が受傷するといわれていますが、原因で一番多いのがスポーツによる外傷です。

現在のところ、有効な治療法がありません。現状の治療方法としては、急性期の脊髄の浮腫を取り除くためにステロイド薬の大量投与が行われていますが、効果は不確実といわれています。

最近、慶応義塾大学の研究グループが、幹細胞増殖因子の臨床試験を始めていますが、適応は急性期に限られ、結果はまだ出ていません。

再生医療による治療では、ヒトES細胞やiPS細胞を用いた治療が有望とされていますが、倫理的な課題やがん化のリスクなどのクリアすべき課題も多く存在します。

また、2010年にアメリカの製薬会社、ジェロン社が、ヒトES細胞を使用した臨床試験を4名に開始しましたが、翌年、突然臨床実験を中止して撤退してしまいました。

乳歯歯髄幹細胞を移植すると、神経障害が回復するのは幹細胞のつくり出す生理活性物質の効果ですが、その詳細なメカニズムは残念ながらほとんどわかっていません。私の研究グループは、そのメカニズムの解明に挑んでいます。

まず脊髄の部分損傷モデル動物の損傷した脊髄の周囲に乳歯歯髄幹細胞培養上清を注入します。すると、乳歯歯髄幹細胞と同等の運動機能の回復がみられ、さらに、骨髄幹細胞由来の培養上清を注入したときよりも、高い治療効果が認められました。

このことから、乳歯歯髄幹細胞培養上清の中に、特別に神経再生の効果が高い物質が含まれていることになります。両者を比較することで、神経再生機能の高い生理活性物質は、MCP−1とED−Siglec−9であることがわかりました。

また、MCP−1とED−Siglec−9を脊髄損傷モデルラットに投与すると、後ろ足の歩行運動も回復しました。一方、乳歯歯髄幹細胞培養上清のMCP−1とED−Sigle−9をブロックすると、脊髄損傷の回復が抑制されました。

このことは、幹細胞移植が必須ではないことと、培養上清の中に有力な神経再生因子が含まれており、それらの相乗効果が神経再生に重要であることを意味しています。

●低酸素脳症

新生児の低酸素脳症（低酸素性虚血性脳症）は、妊娠中や出産のときになんらかの原因で赤ちゃんの脳に酸素を十分に含んだ血液が循環しなくなり、低酸素や虚血によって脳障害を起こす病気です。

低酸素脳症は、分娩1000回に1～8回と比較的高頻度に起こります。ほとんどは出産時のトラブルによって、胎児と母体のガス（酸素と二酸化炭素）交換がうまくいかなくなることが原因となります。

低酸素脳症になると、新生児の体の総酸素量が低下するので、生体防御作用として一番重要な臓器である脳に、ほかの臓器から優先的に酸素が供給されます。その結果、腎臓や肝臓といった臓器が酸素不足に陥ります。さらに酸素不足が続くと、脳にダメージが及びます。

このように深刻な低酸素脳症の死亡率は約20％にのぼります。一命を取り留めたとしても、約30％には脳性麻痺や精神発達遅延、てんかんなどの後遺症が残るといわれています。それにもかかわらず、低酸素脳症に対する有効な治療法は、現在のところありません。

私の研究グループは、乳歯歯髄幹細胞と乳歯歯髄幹細胞培養上清の低酸素脳症に対する治療効果を検討してみました。

生後5日の低酸素脳症モデル新生児マウスの障害された脳に、それぞれ乳歯歯髄幹細胞、皮膚線維芽細胞、乳歯歯髄幹細胞培養上清を投与しました。

乳歯歯髄幹細胞投与グループは、脳障害体積が著明に減少して神経機能が改善し、結果としてモデルマウスの生存率を改善しました。

しかし、皮膚線維芽細胞グループでは、これらの効果はみられませんでした。

脳の組織を詳細に調べたところ、移植された乳歯歯髄幹細胞が神経細胞に分化した所見はほとんど見られませんでしたが、その代わりに炎症を起こすサイトカインの発現が抑制され、再生性サイトカインの発現が増加していました。さらに、神経細胞の自死が著明に抑制されていました。乳歯歯髄幹細胞培養上清でも、これらの乳歯歯髄幹細胞の移植と同じ効果が得られました。

結論として、乳歯歯髄幹細胞の移植は低酸素脳症に対して神経学的、病理学的な改善効果をもたらしました。そして、これらの効果は、乳歯歯髄幹細胞がつくり出す生理活性物質による低酸素脳症の環境の改善によるものであることがわかりました。

乳歯歯髄幹細胞の移植、あるいは乳歯歯髄幹細胞培養上清の投与は、低酸素脳症に対する新たな神経保護治療になるかもしれません。

この実験からもわかるように、乳歯歯髄幹細胞と乳歯歯髄幹細胞培養上清は、低酸素脳症に対して同じ効果をもつということです。低酸素脳症は、新生児に高頻度で起こる深刻な病気なので、培養上清が新しい治療方法になり得るでしょう。

●腎不全

急性腎障害は、なんらかの原因で突然、腎機能が働かなくなる状態で、死亡率が30～50％と高く、極めて深刻な病気といえます。

主な原因は、全身の血液量が減少して腎臓に流れ込む血液が低下したり、感染やがんなどによって腎臓そのものの機能が低下したり、前立腺肥大などで尿が排泄できなくなることによる腎機能の低下にあります。

急性腎障害に対する有用な治療法はほとんどなく、急性腎障害の原因を治療したり、対症療法的にステロイド薬などを投与する方法しかありません。

急性腎障害に対する再生医療には、iPS細胞由来の腎前駆細胞移植がありますが、まだ始まったばかりで、研究はあまり進んでいません。iPS細胞を使うには、さまざまな制約があるので、私の研究グループは乳歯歯髄幹細胞による治療効果を調べました。

虚血－再灌流障害モデルマウスを用いて、乳歯歯髄幹細胞による治療効果を検討しました。モデルマウスの左腎動静脈を20分間遮断して虚血状態にします。次に、それぞれのモデルマウスの腎被膜下に、乳歯歯髄幹細胞、骨髄幹細胞を移植しました。対照（比較）グループにはリン酸緩衝《かんしょう》液[※1]の投与を行いました。

実験の結果は、乳歯歯髄幹細胞グループでは対照グループに比べて血清クレアチニン、血液尿素窒素[※2]の値が明らかに低い値を示しました。

一方、骨髄幹細胞グループでは、乳歯歯髄幹細胞グループのような効果はみられませんでした。

また乳歯歯髄幹細胞グループでは、免疫細胞であるマクロファージと好中球の浸潤が抑えられていました。腎臓組織中のMIP-2、IL-1β、MCP-1などの炎症性サイトカインのレベルは乳歯歯髄幹細胞グループで著明に低値を示しました。

このように乳歯歯髄幹細胞は、炎症性サイトカインができるのを抑制し、障害を受けた腎機の創傷治癒を促進する何らかの因子をつくっているらしいことがわかりました。同様の実験を乳歯歯髄培養上清でも行い、同じ結果を得ました。このことから、乳歯歯髄幹細胞培養上清が、急性腎障害を治療する新しい手段になり得ることを示唆しています。

※１　リン酸緩衝液……緩衝液とは酸や塩基を加えても、その影響を緩和してpH（ペーハー）をほぼ一定に保つ溶液のこと。

※２　血清クレアチニン、血液尿素窒素……これらの数値が高いと腎機能が低下していることを示す。

●急性呼吸不全

急性呼吸不全は、さまざまな病気によって急激に肺機能が機能しなくなった状態です。肺の肺胞での酸素と二酸化炭素のガス交換が十分できず、激しいチアノーゼに陥りますので、ＩＣＵでの人工呼吸器による治療が行われます。

急性呼吸不全の原因の大半は、肺への異物侵入、外傷、感染です。原因発生から24～48時間以内に症状が現れ、初期治療を誤ると致死率が９割を超える危険な病気です。ＩＣＵでの人工呼吸器による血液酸素濃度の改善と原因の除去、ステロイド薬による対症療法以外に有効な治療法はありません。

仮に急性期を脱したとしても、酸素不足による多臓器不全、特に、高次脳機能の障害は避けられません。肺には高度の線維化が残り、呼吸機能が著しく低下してしまいます。そのため、炎症を抑えながら肺再生の環境を整えるという、多様な治療効果をもつ幹細胞移植による再生治療への期待が集まっています。

私の研究グループは、乳歯歯髄幹細胞と乳歯歯髄幹細胞培養上清が、急性呼吸不全モデルマウスのブレオマイシン起因性急性肺障害にどのような効果があるかを調べました。ブレオマイシン起因性急性肺障害モデルマウスはヒトの急性呼吸不全に極めて似た病態を示すといわれています。

まずそれぞれのブレオマイシン起因性急性肺障害モデルマウスに乳歯歯髄幹細胞、乳歯歯髄幹細胞培養上清を投与して、体重変化と生存率の変化を調べました。

結果として、乳歯歯髄幹細胞、乳歯歯髄幹細胞培養上清の単回静脈投与によって、ブレオマイシン起因性急性肺障害モデルマウスの肺炎の緩和と生存率の向上が認められました。乳歯歯髄幹細胞と乳歯歯髄幹細胞培養上清のブレオマイシン起因性急性肺障害に対する改善効果は同等でした。

このことはブレオマイシン起因性急性肺障害の治療効果は、乳歯歯髄幹細胞がつくり出す生理活性物質の効果であることを示しており、乳歯歯髄幹細胞培養上清の治療効果の可能性が示されました。乳歯歯髄幹細胞培養上清は、肺の再生に関与する多様な因子を含んでいます。

特に、初期の炎症を抑え、組織再生の環境を整えたことが重要な作用と考えられます。ほかの臓器障害の実験でもみられたように、乳歯歯髄幹細胞培養上清は多彩な抗炎症因子や組織再生に効果のある生理活性物質を含んでいます。急性呼吸不全という現時点では治療法のない肺の難病に対しても、乳歯歯髄幹細胞培養上清は新しい治療の道筋をつけるかもしれません。

●皮膚疾患

先天奇形のなかでも比較的高頻度（400～500出生に1例の割合）にみられる疾患として、口唇、上顎部の組織欠損を伴う口唇口蓋裂があります。

胎生期の顔面形成期に組織の癒合不全が起こり、皮膚、粘膜、骨にまたがる組織欠損が生じます。原因は複合的で、妊娠中の母体へのさまざまなストレス、喫煙、遺伝などが挙げられます。

治療は、形成外科的な手術しかありません。生後3か月で口唇形成術、1年で口蓋形成術、その後、鼻の形成術や歯のかみ合わせの手術など長期にわたります。これら一連の手術では、皮膚、粘膜、骨、軟骨といった組織の傷の治癒や再生がとても重要になります。

そのため、長期にわたってこの領域の再生医療が研究されてきました。

小児の再生医療では、幹細胞をどこから採るかが問題になります。大人の再生医療では、一般的には骨髄から幹細胞が分離されますが、体の小さい小児では体への負担が大きすぎるため、細胞採取は難しいのです。

そこで、小児の再生医療の幹細胞として臍帯が注目されました。

臍帯は、胎盤と胎児を結ぶひも状の組織で、臍帯の内部には血管が走り、母体との間で酸素と栄養素のやり取りをしています。この臍帯血管の周りに有力な幹細胞が見つかったのです。

この幹細胞から皮膚や骨の再生医療ができるかという研究が行われました。臍帯を出生直後に保存しておくことで、間葉系幹細胞が幼児期の再生医療のための有力な幹細胞として活用できるかもしれないからです。

はじめに臍帯から間葉系幹細胞を採取し、幹細胞の増殖率、表面マーカーの発現[※1]、分化能を調査しました。

次に間葉系幹細胞と間葉系幹細胞培養上清を、それぞれの皮膚欠損モデルマウスに投与し、傷の治癒状態を組織形態学的に調べ、皮膚の遺伝子発現を解析しました。

間葉系幹細胞は、骨をつくる骨芽細胞や脂肪細胞への分化能を示しました。また、間葉系幹細胞がつくり出す生理活性物質はコラーゲン産生と血管新生を促し、傷の治癒を加速したと思われます。

間葉系幹細胞培養上清による傷の治癒効果を調べたところ、強力な治癒効果があることがわかり、皮膚疾患においても間葉系幹細胞培養上清の可能性が示されたのです。

このように私の研究グループが行った動物実験で、さまざまな難病に対して培養上清による再生医療が有効であることが実証されたといえます。今後は、こうした難病の臨床試験に向けた研究を進めていきたいと考えています。

次の章では、すでに臨床応用がなされている培養上清を使った再生医療の実際をお話ししていきます。

※１　表面マーカーの発現……（幹）細胞固有の目印となる分子（抗原）に結合する抗体を光らせて、（幹）細胞ができているかを確認する。

第5章　再生医療、これからの可能性

研究者と一般の人の再生医療に対する期待度には大きなギャップがある

「一体、いつになったら再生医療は、誰でも受けられる実用的な医療になるのか？」

最近、そんな話が私の周りの研究者や、再生医療の研究に研究費を交付する政府関係者たちなどから聞こえてくるようになってきました。

ｉＰＳ細胞を使った臨床試験や創薬のマスコミへの発表があるたびに、「近いうちに実用化されるのではないか」といったニュアンスで報道されます。第3章でお話ししたように、研究者としては、研究費を確保しないことには研究を進めることもできませんから、勢い記者発表では多少リップサービスしてしまうこともあるかもしれません。マスコミもそうした研究者の希望的な見解を報道するものだから、一般の方はすぐにでも再生医療が受けられるのではと思ってしまいます。

正直なところ、再生医療に対する認識に関しては、研究者と一般の方の間のギャップは非常に大きいと考えています。

研究的アプローチに陥りがちな再生医療には問題がある

新規医療を開発するときには共通のパターンがあります。

まず過去のさまざまな研究を土台にして、一つの仮説を立てます。

培養皮膚を例にとって説明をしてみましょう。

培養表皮の開発者であるグリーン教授はもともと基礎生物学者で、皮膚の幹細胞の研究をしていました。皮膚の修復は、皮膚の一番上にある表皮の基底層にある幹細胞が増殖することによって起きるということは過去の研究で明らかになっていました。

この研究を土台にしてグリーン教授は、皮膚の幹細胞を取り出して、ある条件下で増殖させたら表皮層がシャーレの中でもつくれるかもしれないという仮説を立てました。

その仮説を実証するためにさまざまな工夫を重ね（３Ｔ３－Ｊ２の発見もこの工夫の結果でした）、ついにシート状の培養表皮をつくることに成功します。この培養表皮は熱傷などの治療に使えるかもしれない、と考えたのです。

事実、培養表皮は多くの熱傷の患者さんの命を救っています。ここまでのアプローチは幹細胞を使って人工的に表皮層をつくるという研究的アプローチといえるでしょう。

しかしこの研究成果を実用医療にするには、臨床現場からフィードバックされるさまざまな条件を加味して現実的なアプローチを加えていかなくてはなりません。例えば、培養時間をいかにして短縮するか（われわれは粘膜細胞を使って培養皮膚をつくりました）、培養皮膚の作成費用をいかにして下げるかなどです。

医療技術は、普及しなくては意味がありません。培養皮膚が熱傷の治療に大きな効果があるとしても、作製に何か月もかかったり、とてつもなく高い費用がかかるようでは普及は望めません。新規医療の開発では最終的に医療現場に提供されたときに、コスト&ベネフィットがつり合うかという視点を忘れてはならないのです。

ただし、例外はあります。既存の方法では治らない難病を新規医療で治せる場合です。ほかに治療方法がないのですから、コストが少々高くとも、この新規医療は開発を続けるべきです。問題は治療効果ということになります。

現在の再生医療の研究開発は、幹細胞の移植が前提です。すでにお話ししたように、幹細胞の培養には設備、ランニングコスト、人件費などで非常に高い費用がかかります。iPS細胞を使った再生医療では、さらに費用は高額なものになるでしょう。

それでもよいと私は考えています。ただし、既存の治療法に比べ、著しく治療効果が高いならば、という条件が付きます。幹細胞の移植によって、治らなかった病気が治るならば、いくらコストが高くともそれでよいのです。問題は幹細胞移植が本当に難病を治せるかというこの一点にかかっています。

私たちの研究を総合するならば、培養上清は幹細胞移植と同等の治療効果をもっています。医療という聖域であっても、コストとベネフィットを総合的に考えながら、研究の方向性を決めていくという柔軟な考え方が必要なのではないでしょうか。この分野には研究、経済、医療の全体を俯瞰《ふかん》した戦略を立てられる優れたリーダーが不可欠でしょう。

日本の医療は、明治維新のときにそれまでの漢方（和漢）から西洋医学に切り替わりました。そのときにお手本にしたのがドイツ医学です。ドイツ医学の特徴は、徹底した理論重視です。明治維新から150年が経った現在の医学界でも、そうした考え方が根強いと私は感じています。本家のドイツ（EU全体ともいえる）ですら、いまや実用医療に舵《かじ》をきっているのに、忠実にかつての師匠の教えを守ろうとする一部の研究者の姿勢には疑問を感じざるをえません。

今の日本は「再生医療＝iPS細胞」に偏りすぎていないか

iPS細胞を使った、現在進行中の臨床試験について、少し気にかかることがあります。iPS細胞が登場する前に行われていた、骨髄幹細胞のような通常の幹細胞を使った臨床研究のデータがほとんど注目されなくなっていることです。これまでに全国の大学医学部などで、骨髄幹細胞を使った心臓、肝臓、脳などの再生医療が多数行われているはずです。これらの臨床研究の結果は非常に貴重です。

iPS細胞が登場するまでは、幹細胞移植による臓器再生の臨床研究が最先端の研究で、学会での関心も非常に高いものがありました。しかし、iPS細胞が登場したあとには、生体から抽出した組織幹細胞から臓器再生をするという戦略は学会、マスコミの関心を失ない、一気にiPS細胞という万能細胞を使って、組織幹細胞では希少な細胞、例えばドーパミン産生細胞などをつくり、現時点では有効な治療法がない超難病を治すという戦略に飛躍したように思えるのです。

従来の幹細胞治療が対象とした疾患は、脳梗塞、心筋梗塞、腎不全、肝硬変などの「難病」です。骨髄幹細胞は非常に長い研究の歴史があり、臨床使用した場合の安全性もほぼ確認されています。また対象となる患者数も多く、再生医療の恩恵を受ける人が多いということを意味しています。それに対してｉＰＳ細胞からつくった網膜細胞、ドーパミン産生細胞、神経細胞などは、網膜黄斑変性症、パーキンソン病、脊髄損傷、ＡＬＳなど「超難病」の治療を目指しています。

私の懸念は、日本中の再生医療研究がｉＰＳ細胞研究に一本化されてしまい、オーソドックスな幹細胞治療の貴重なデータが埋没してしまうことです。幹細胞を使った再生医療の臨床データを再度検証し、その方法でも治療可能な疾患は、安全性が担保されている組織幹細胞による再生医療にゆだね、幹細胞を使った治療では改善が難しい疾患はｉＰＳ細胞に頼るという疾患ごとのすみ分けが必要なのではないでしょうか。

ｉＰＳ細胞の研究を進めるのは結構ですが、通常の幹細胞治療を放棄するのは非常に危険です。万が一、現在進行中のｉＰＳ細胞の臨床試験で期待したほどの結果が得られなかったとしたら、日本の再生医療は諸外国に決定的な後れを取るおそれがあります。なぜなら、諸外国の研究者や医療者はｉＰＳ細胞を使わない幹細胞治療の研究・臨床・実用化を着実に続けているからです。

ある意味、日本はｉＰＳ細胞に賭けたのです。学会のなかには「ｉＰＳ細胞がこけたら日本の再生医療はすべてこける」という、皮肉とも心配ともとれる声があることも事実です。何がなんでも、ｉＰＳ細胞を実用化までもっていかなくてならないところまで追いつめられているようにすら思えます。

しかし、そのためにオーソドックスな幹細胞治療や培養上清治療のような、シンプルな新規再生医療が無視されるのでは困ります。政府や学会にはバランスのとれた戦略をとることを、マスコミには、ｉＰＳ細胞一辺到の風潮を検証する姿勢を望みたいと思います。

幹細胞移植とｉＰＳ細胞、培養上清を有効性と安全性から比較してみると

現在の再生医療が目指しているのは、ｉＰＳ細胞などの技術を利用して超難病を治療する最先端の医療です。しかし、その一方で再生医療は実用医療でなくては、患者さんにとってはは絵に描いた餅になってしまいます。つまり、今後の再生医療に求められている条件は、有効性や安全性が証明されていて、しかも、患者さんの体への負担はもちろんのこと、

経済的な負担も少なくてすむ治療法なのです。

ここまで幹細胞移植とｉＰＳ細胞、培養上清による再生医療の仕組みや、それぞれのメリットとデメリットをお話ししてきました。

ここで三つの再生医療について、有効性、安全性、使い勝手、患者さんへの体の負担、コストを比較して、今後の再生医療を担える可能性があるのはどれなのかをみてみましょう。

●有効性

有効性についてはどうでしょうか。幹細胞移植は再生医療のなかで一番長い歴史があり、実際に臨床の現場で有効性が示されています。培養上清は、臨床例こそまだ多くありませんが、幹細胞移植と同等、もしくはそれ以上の有効性があることがわかってきました。ｉＰＳ細胞を使った再生医療については、ほとんどが動物実験のデータであり、第3章でお話ししたように、いくつかの臨床試験がスタートしようとしているところです。今後、実用医療として医療の現場に定着するかどうかは、現在のところ未知数といっていいでしょう。

●安全性

幹細胞移植にはがん化や血栓形成のリスクが伴うことは、お話ししたとおりです。それに対して、培養上清には、現在のところ深刻な副作用は起きていません。

iPS細胞には、いくつかの要因からがん化や免疫反応のリスクがあります。また、先ほどもいいましたが、臨床症例数が少ないので、がん化以外にどのような問題が出てくるのか、今後の動物実験や臨床試験、治験の結果を待たなくてはなりません。

実用医療としての条件を備えているのは培養上清である

●使い勝手

幹細胞移植やiPS細胞の場合、幹細胞を培養したり、iPS細胞から目的の細胞をつくり出したりするのには時間がかかり、一刻を争う急性期に使用できないというデメリットがあります。これに対して免疫拒絶を受けにくいiPS細胞バンクをつくる構想がありますが実現はまだ先ですし、必要な細胞に分化して増やすには時間がかかります。

また、幹細胞の培養やiPS細胞からドーパミン産生細胞や心筋シートなどをつくるには、高度な技術が必要なため、どの医療機関でもできるというわけにはいきません。特殊医療としての価値は認めますが、実用医療にはほど遠いといわざるを得ません。

それに対して、培養上清は大量生産できると同時に、長期間冷凍保存でき、凍結乾燥処置をすれば粉末化も可能です。急性期の病気であれ慢性期の病気であれ、柔軟に対応することができます。また、培養上清は、鼻の粘膜への噴霧、静脈への点滴静注、皮膚への塗布や肺への吸入など多彩な使い方ができます。鼻の粘膜に噴霧するのであれば、医師は培養上清を処方するだけでよく、患者自身が自身でできるというメリットがあります。

●患者さんの体への負担

幹細胞移植やiPS細胞の幹細胞の培養を、自分の幹細胞や体組織で行おうとすると、採血などの必要があります。そのうえ、培養した幹細胞や、iPS細胞を使って培養したものを体に戻すことも含めて、体への負担があります。

第3章でお話ししたように、心不全に対するiPS細胞を使った再生医療では、培養し

培養上清・再生医療の特徴

1　安全性が高い（細胞移植を必要としない。再生医療等安全性保護法の対象外）

2　効果は**幹細胞と同等**

3　**急性期**に使用できる（製剤化できる）

4　多彩な投与経路（経静脈／**経鼻**／**経肺**／**経皮**）

5　**コストが安い**（約100分の1）

た心筋シートを心臓に貼り付けるために、開胸手術を行うことになります。心不全の患者さんには高齢者が多く、開胸手術を受けること自体が体への大きな負担になってしまう可能性があり、実用医療という点からは現実的ではないかもしれません。

培養上清の場合はどうでしょうか。第1章で紹介した脳梗塞の患者さんや、第3章で紹介したアルツハイマー型認知症の患者さんのように、点鼻タイプの培養上清を鼻の粘膜に噴霧するだけでしたから、全く体への負担がありませんでした。

●コスト

患者さんの経済的な負担については、これまで何度かお話ししてきたように、培養上清は製剤化、大量生産することができるので、コストは幹細胞移植の約100分の1ですみます。幹細胞移植もiPS細胞も、安全性の研究や設備の整備、培養士の養成などのために膨大な費用が必要となります。特にiPS

細胞はこれからの再生医療ですから、いったい治療費がいくらになるのかは、全くわかっていません。臨床応用の目処が立ったとしても、一人を治療するのに何千万円もかかってしまうのであれば、実用医療には適さないということになります。これらのコストのすべてを患者さんに転嫁してしまったら、病気は治ったけれど、患者さんの家計が破綻してしまったということにもなりかねません。

２０１６年度の国民医療費は、42兆１３８１億円に達しています。国も、自然増以外の国民医療費を増やす余裕はないのですから、一人に何百万円、何千万円もかかるような治療に健康保険が適用されるなどということは現実的ではありません。実用医療の観点からも、コストがかかりすぎる再生医療は実験医療、特殊医療としてしか生き残れないのではないでしょうか。

ここまで、幹細胞移植とｉＰＳ細胞、培養上清の有効性、安全性、使い勝手、患者さんの体への負担、コストを比較してきましたが、公平に見て培養上清が、再生医療に求められるすべての条件を満たす治療法であることがおわかりいただけたのではないでしょうか。

がんなどの治りにくい病気にも培養上清が有効であることがわかってきた

培養上清の具体的な有効性については、これまでに脳梗塞とアルツハイマー型認知症の患者さんに対する治療例をお話ししました。ここからはそれ以外の有効例についてお話をしていきましょう。

1981年に日本人の死亡原因の第1位となったがん。それ以来、罹患者数も死亡者数も増え続けています。厚生労働省が発表した「平成29年度人口動態統計の概要」によると、がんによる死亡者数は37万3178人で、日本人の約3人に1人ががんで亡くなっています。私は、培養上清ががんの予防や再発予防にも有効であることを動物実験や臨床試験で証明してきました。

そのお話をする前に、現在のがん治療について見ておきましょう。

がん治療を大きく分けると、健康保険が適用され多くの人が受けている、手術と放射線療法、化学療法（薬物療法）を組み合わせて行う「標準治療」と、健康保険が適用されない「先進医療」があります。

言葉の響きから〝標準〟と聞くと、一般の方は「健康保険は利くが、平均的な治療」で、先進医療は、最新の医療技術を用いる標準治療より有効な治療と思われるかもしれません。しかし、こうした考え方には、大きな誤解があります。

標準治療とは、現時点で最も医学的根拠が高く、確実ながんの治療法のことをいいます。それに対して、先進医療は、効果が期待されるものもある一方で、まだ有効性や副作用、合併症などが十分確認されていない不確実性の高い治療法なのです。

NK細胞を培養したがん免疫療法の問題点

がんの先進医療として、よくマスコミに取り上げられる治療法の一つに免疫療法があります。

がん免疫療法について、簡単に説明しておきましょう。

私たちの体には、がん細胞や細菌、ウイルスといった異物を攻撃する免疫機能が備わっていますが、がん細胞には免疫の力を低下させる働きがあります。がん免疫療法は、免疫機能を担う免疫細胞の働きを強化することで、がん細胞を攻撃しようという治療法です。免疫療法では、ナチュラルキラー細胞（ＮＫ細胞）という免疫細胞がよく使われます。ＮＫ細胞によるがん免疫療法を理解してもらうために、私たちに備わった免疫機能について少しお話ししておきます。

がんの芽ともいえる微小がんは、毎日のように私たちの体のどこかで発生しています。微小ながんが発生してから現在の治療では手に負えないほどに進行するまでに、30年くらいの期間があります。今のがん検診などで発見できる早期がんは、発生から20年から25年くらい経っているものです。ということは、私たちが受けるがん治療では、がんが増殖を続ける期間のうち、最後の5年から10年の間になんとかがんに対処するのが精いっぱいということになります。

その一方で、発生した微小ながんのすべてが増殖するわけではありません。免疫機能によって微小がんを見つけ出し、がん細胞が増殖するのを防いでいます。この免疫機能の中心になって働いているのが、白血球のなかのリンパ球です。

リンパ球には、先ほどお話ししたＮＫ細胞以外に、Ｔ細胞（ヘルパーＴ細胞、キラーＴ

細胞）、Ｂ細胞があります。これらの免疫細胞のなかでも、ＮＫ細胞はいち早くがん細胞などの異物（抗原）を発見し、間髪を入れずに攻撃をしかけて殺してしまいます。ＮＫ細胞は、がん細胞に対して非常に強い攻撃力をもっているために、がん免疫療法で最もよく使われるのです。

一方、Ｔ細胞は、Ｂ細胞やほかの白血球が収集してきたがん細胞の情報を受け取り分析したうえで、有効な作戦を立ててがん細胞を攻撃します。

がん免疫療法は、がん患者さん自身のＮＫ細胞を採取して培養し、患者さんの体に戻します。培養したＮＫ細胞を補充することで、弱っている免疫機能を復活させてがん細胞の増殖を抑制したり、転移を防いだりしようという考え方です。

しかし、そもそも患者さんはがんに侵されているわけですから、ＮＫ細胞自体の活性が低下しています。つまり、免疫細胞としての機能が低下していたり、機能不全を起こしていたりする可能性があるわけです。そういうＮＫ細胞を培養して体に戻しても、免疫機能が高まるわけではないという指摘があります。事実、ＮＫ細胞を使ったがん免疫療法については、がん治療の専門家の批判も多く、学術論文でも必ずしもよい結果は報告されていません。

それならば、がんを発症していない健常人（他人）のＮＫ細胞を培養して補充すればいいのではないかという考え方もありました。実際にそうしたがん免疫療法も行われました。しかし、強烈な拒否反応やアレルギー反応が出てしまうのです。場合によっては、亡くなってしまうケースもあり、他人のＮＫ細胞を補充するがん免疫療法は行われなくなってしまいました。

ＮＫ細胞によるがん免疫療法によってがん細胞が縮小する例も少数ありますが、多くの場合、ほとんど効果がないのが実情です。さらに問題なのは、治療費が高すぎるということです。先ほどもお話ししましたが、がん免疫療法のような先進医療は、健康保険の適用外です。言い換えると、先進医療を行う医療機関が自由に治療費を決めることができてしまうのです。がん免疫療法に限りませんが、治療費が数百万円かかる先進医療がざらにあります。科学的な検証を経た臨床データがないうえに、法外な治療費がかかるのでは、がん治療としては問題といわざるをえません。

これまでも何回か指摘してきましたが、私は効くか効かないかわからない医療を行うこと自体には反対です。

特に、がん治療やアンチエイジング医療のなかには患者さんやご家族の不安心理につけこむような偽医療が存在することも事実です。２０１７年に発覚した、臍帯血の無許可治療の事件も、がん治療やアンチエイジングに臍帯血が効くというのがうたい文句だったのです。

ＮＫ細胞の培養上清によるがんの予防に大きな可能性がある

私たちの開発した培養上清法は、一貫して幹細胞の産生する生理活性物質を治療に用いるという戦略です。そこで、ＮＫ細胞の培養上清でも同様の戦略が成立するかを検証してみました。

使用するＮＫ細胞はがんを発症していない健常人のＮＫ細胞を培養した培養上清です。先ほどお話ししたように、ＮＫ細胞自体は、がん細胞を攻撃する強い免疫機能をもっています。

ここで、ＮＫ細胞の働きをもう少し詳しくお話ししておきます。

ＮＫ細胞は、がん細胞に食らいつき、がん細胞の膜に穴を開けます。そして、がん細胞にとって有害なＴＮＦ－αのような抗がん物質を送り込んで殺してしまいます。

ところが、がん患者さんに残っているＮＫ細胞は、免疫細胞としての機能が低下していますｓ。ＮＫ細胞の培養上清には、機能が低下したＮＫ細胞を元気にする生理活性物質が含まれています。そこで、ＮＫ細胞の培養上清を投与すると、生理活性物質によって活性化したＮＫ細胞が、本来の免疫機能を取り戻してがん細胞を攻撃するのです。

人工的にがん（扁平上皮がん）を発症させたマウスを使った動物実験を行いました。

二つのマウスのグループにヒトの扁平上皮がんの細胞を注射して15日間、がんを増殖させます。そして、一方のマウスのグループには培養上清を投与し、もう一方のマウスのグループにはなんの処置もせずに、20日間経過を観察しました。

その結果、何も処置をしなかったマウスのグループは、さらにがんが増殖したのに対して、培養上清を投与したマウスのグループでは、がんが消滅することはありませんでしたが、増殖が抑えられました。

また、培養上清であれば他人のＮＫ細胞由来の培養上清でもアレルギー反応が起きないことを、別の動物実験で確認しました。

私は、がんリスクの高い人のがん予防や、がん治療を行ったあとの再発予防に、ＮＫ細胞の培養上清が有効であると考えています。しかも、他人のＮＫ細胞の培養上清であれば大量につくって保存できますから、いちいち患者さんのＮＫ細胞を採取して培養する現在のがん免疫療法と比べて格段に少ない治療費ですみます。

がん予防と聞くと、とても漠然とした話と思う方が多いかもしれません。しかし、がんリスクはある程度遺伝しますから、例えば、親や兄弟が前立腺がんを発症している場合は、そうでない人と比べると同じがんを発症するリスクは高いと考えられています。

さらに、最近ではがん抗原（腫瘍マーカー）を調べる遺伝子検査が進歩しているので、ある程度の精度でがんリスクを調べることができます。がんリスクが高い人にＮＫ細胞の培養上清を使い、定期的に腫瘍マーカーを検査して経過観察していけば、がんを発症するリスクは大きく低下するでしょう。

がんの治療後の再発予防にも培養上清は利用できる

ＮＫ細胞の培養上清によってがんリスクを低下させることはわかっていただけたと思い

ますが、次にがんを発症してしまってからの治療のなかで、培養上清をどのように位置づければよいのかについてお話しします。

先ほど扁平上皮がんモデルのマウスを使った動物実験では、培養上清を投与したマウスのグループのがんが消滅することはありませんでしたが、大きくならなかったことをお話ししました。この結果から、培養上清をがんの一次治療で使うには、無理があります。がんが発見されたら、まず標準治療を行い、治療後の再発予防として培養上清を使うのがよいと考えています。その根拠となるデータを示します。

動物実験では、NK細胞の活性も調べました。その結果、培養上清を投与したマウスでは、NK細胞の活性が上昇していました。それに対して、何もしていないマウスのグループでは、腫瘍が増大するにつれてNK細胞の活性がどんどん下がり続けています。このことから、がん治療後に培養上清を使うことで体内のNK細胞の活性が上昇して、再発を防げる可能性が大きくなると考えられます。

がん治療後の培養上清によるNK細胞の活性化については、舌がんの患者さん5名を対象にして臨床試験を行っています。そのうち2例について紹介しましょう。

二人とも、標準治療として化学療法を受け、いったんよくなったのですが、その後の腫瘍マーカーの検査でがん抗原が上昇してきました。そこで二人にＮＫ細胞の培養上清を使ったところ、腫瘍マーカーが正常値に戻りました。

化学療法を行ってからは、培養上清による治療以外には行っていませんから、腫瘍マーカーの値が正常に戻ったのは、培養上清のためと考えられます。また、ＮＫ細胞の活性も上昇していました。このことから、ＮＫ細胞の培養上清ががんの再発に一定の効果があると考えられます。

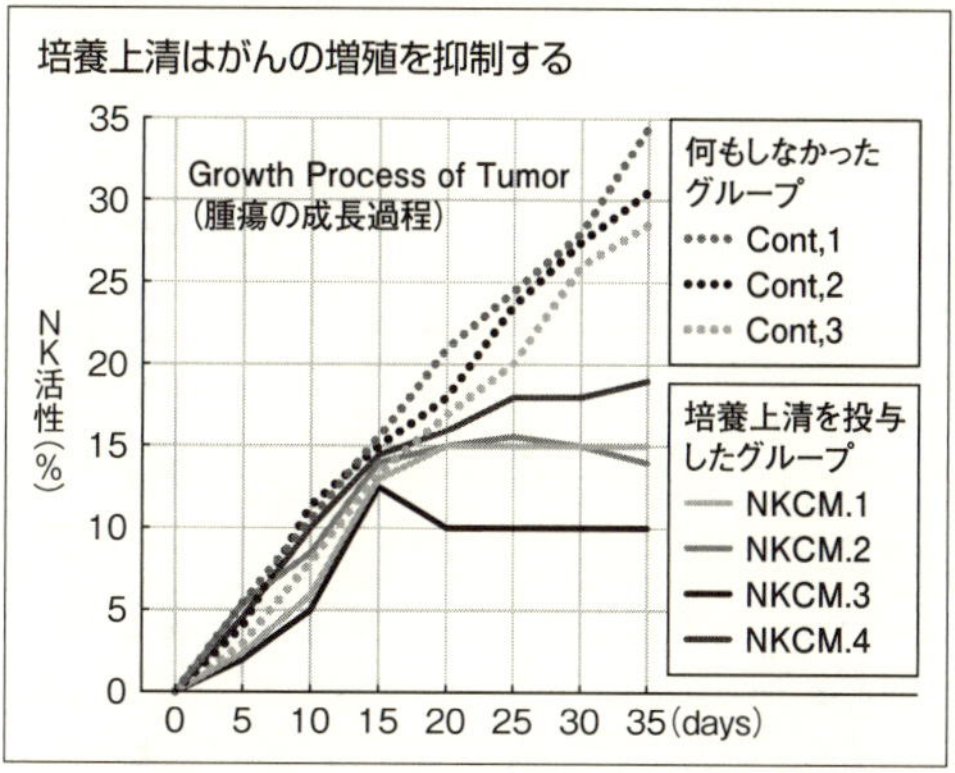

培養上清はがんの増殖を抑制する

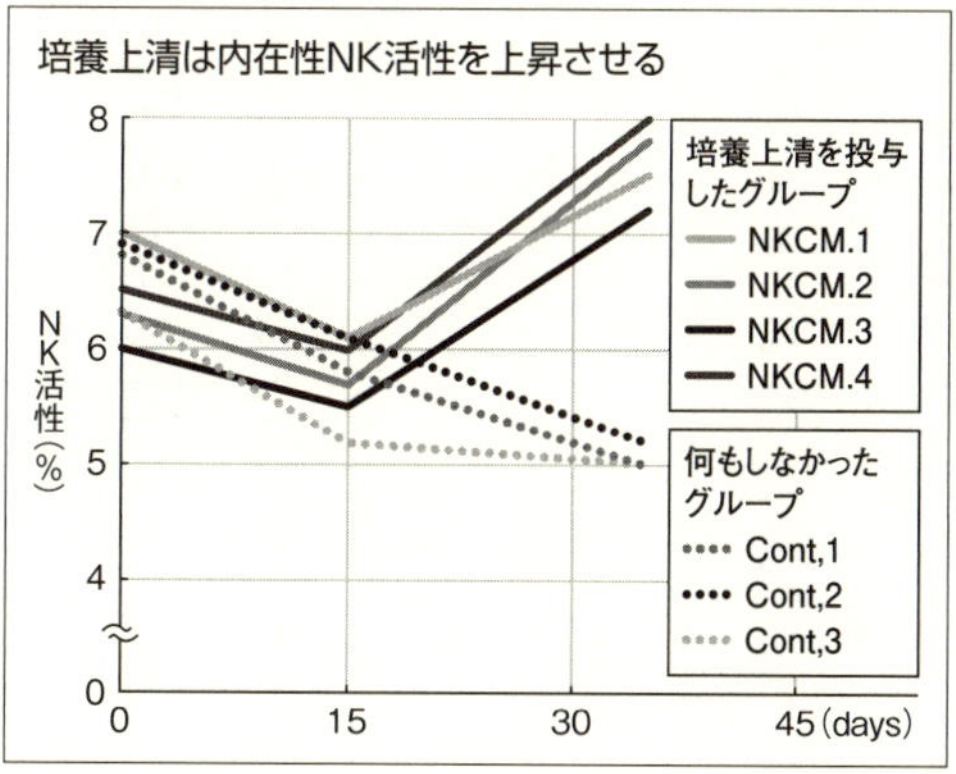

培養上清は内在性NK活性を上昇させる

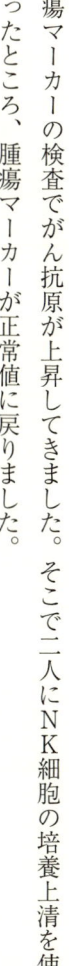

関節リウマチの人が跳びはねられるまでに回復した

関節リウマチとは、関節を包む袋状の関節包の内側にある滑膜《かつまく》という薄い膜が、慢性的な炎症を起こす病気です。発症年齢は30～50歳代に多く、女性に圧倒的に多いのが特徴です。

滑膜が炎症を起こす原因は、関節の滑膜を異物と認識して攻撃する免疫機能の誤動作によるもので、このような自己免疫疾患は関節リウマチのほかに、全身性エリテマトーデスやクローン病、多発性硬化症など数多くあります。なぜ免疫機能が誤動作するのかは解明されていませんが、遺伝的な要因に加えて妊娠、出産、手術、感染症、喫煙などがかかわっているのではないかと考えられています。

自分の滑膜を異物と認識して免疫機能が誤動作を起こすと、滑膜細胞と免疫細胞が活性化し関節に炎症が起こります。そして、滑膜が厚くなったり、関節の中に関節液が増加して、関節の腫れや痛みが生じます。進行して炎症がひどくなると、免疫細胞の一つであるマクロファージ（貪食細胞）が出現して、骨や骨と骨をつなぐ靱帯《じんたい》などを破壊し、関節が変形して日常生活に支障を来すようになります。ここ十数年、治療法が進歩しましたが、治療が遅れると進行を食い止めることが難しくなります。

関節リウマチは早期に発見することが重要ですが、代表的な初期症状としては、朝の関節のこわばりがあります。また、関節の腫れや熱っぽさに加えて、関節液がたまっていることで関節を触ると軟らかくブヨブヨしています。

関節リウマチに対する培養上清の治療は、整形外科の病院の協力を得て、３名の膝関節リウマチの患者さんの関節包に培養上清を注入してもらいました。ここまで何回かお話ししてきましたが、培養上清には、免疫機能を抑制したり、正常な働きに戻す作用があるので、関節リウマチのような自己免疫疾患には適しているといえます。

一人目の方は、だいぶ進行していて滑膜が異常に増殖しており、骨が破壊され膝関節が変形していました。すでに人工膝関節を入れる手術が予定されていましたが、培養上清を注入したところ、人工膝関節の手術を回避することができたといいます。もう一人の方は、膝の関節に強い痛みがあり歩くことができない状態でした。ところが、培養上清を注入したところ、ピョンピョンと跳ねる動作が可能になったといいます。三人目の方は、残念ながら培養上清があまり効かなかったようです。

手指の関節リウマチでは、手指の変形と激痛を伴ない、それを抑えるために大量の鎮痛薬を使用します。患者さんのつらさは痛みと鎮痛薬の副作用との闘いで、仮に手指の変形が治らなかったとしても、鎮痛薬の副作用から解放されるだけでも大きな意義があると考えています。

それでは、なぜ関節リウマチが培養上清によって改善するのでしょうか。そこには、先ほど紹介した膝の関節を破壊したマクロファージが関わっています。炎症が起きると必ずマクロファージが現れて、組織を破壊します。ところが、マクロファージは、環境が変わると壊れた組織を修復する働きもします。いってみれば、マクロファージは二重人格者という面白い特徴をもっています。

環境が変わるといいましたが、実は関節内の環境を変える生理活性物質が培養上清の中に含まれているのです。それがED-sSiglec-9とMCP-1という二つの生理活性物質です。この二つの生理活性物質が関節内に入ると、今まで悪玉だったマクロファージが善玉になり、破壊された組織の修復を始めることで、膝関節リウマチの患者さんが人工膝関節の手術を回避できたり、跳びはねるまでに回復したりしたのです。

二つの生理活性物質が、コンビになって中枢神経細胞を再生させることは、私のグループのほかの研究でも確認されていましたが、関節リウマチの臨床試験を行うことで関節の再生にもかかわっていることが判明したのです。

ただし、ED-sSiglec-9とMCP-1の二つの生理活性物質だけで関節の再生をしようとしても、治療効果は完全に発揮されません。つまり、培養上清の中に含まれるほかの微量の生理活性物質が、二つの生理活性物質の働きを助けたり、促進することで再生できるのだろうと考えられます。

花粉症の症状が培養上清によってなくなった

皆さんのなかには花粉症に悩まされている人も多いのではないでしょうか。花粉症の原因となる花粉は、何十種類もあります。そのなかでも、日本人の花粉症で一番多いのが、スギ花粉による花粉症です。これには、スギの植林が関係しています。古い話になりますが、太平洋戦争によって荒廃した山林に、戦後、スギの植林が進められ、それらのスギが成長するにつれてスギ花粉の飛散量が多くなったことが、スギ花粉症が増加している原因と考えられます。

最近では、中高年になってから突然花粉症を発症する人や、子どもの発症も増えていま す。1998年には日本人の花粉症の有病率は約16％でしたが、2008年に行った調査では約27％に増えていることがわかりました。たった10年間で著しく増加していることがわかります。

花粉症とは、局所の免疫機能が亢進《こうしん》した状態です。

どういうことかといいますと、花粉が体内に侵入すると、免疫機能が働き花粉を異物として認識し、IgE抗体がつくられて免疫に関係するマスト（肥満）細胞に結合します。しかし、これだけでは花粉症の症状は起きません。この状態で再び花粉が体内に侵入すると、次第にIgE抗体の量が増え、抗体の量が閾値《いきち》を超えると、花粉を排除しようとしてマスト細胞がヒスタミンなどの化学物質を放出します。放出された化学物質が鼻の粘膜の神経や血管を刺激することで症状が現れます。

花粉症の代表的な症状は、くしゃみや鼻水、鼻詰まりといった鼻症状ですが、そのほかにも、目のかゆみや全身の倦怠感、のどの不快感、頭痛などが起こることがあります。

治療法は、くしゃみや鼻水、鼻詰まり、目のかゆみを抑える抗ヒスタミン薬による対症療法が中心で、花粉症を根本的に治療するわけではありません。鼻の粘膜をレーザーで焼くことで、アレルギー反応を起こす部位を減らす鼻粘膜焼灼《しょうしゃく》手術もありますが、これも花粉症を根治させる治療法ではありません。

以前から根治治療としてスギ花粉のエキスを注射で体内に入れる皮下免疫療法が行われていました。しかし、長期間にわたり医療機関で注射を受ける必要があり、まれに重篤な副作用も出ることからあまり普及しませんでした。

スギ花粉のエキスを舌の下に入れて体内に取り込み、徐々にスギ花粉に体を慣らす舌下免疫療法は、２０１４年に健康保険が適用されるようになりました。皮下免疫療法に比べると患者さんの負担が少ないのが特徴です。しかし、治療開始１年目は２週間に１回、２年目からは１か月に１回程度の通院が必要で、最低でも２年は治療を続ける必要があります。

私の周りにも、スギ花粉の飛散時期になると、鼻をグズグズさせたり、目のかゆみに襲われている知人がたくさんいます。

私の研究グループが行ったマウスを使った動物実験で、マウスに花粉症の抗原を投与し炎症を起こしたうえで培養上清を点鼻投与、および尾静脈から点滴投与したところ、鼻粘膜の炎症症状の著しい改善がみられました。

動物実験による成果を受けて、花粉症に苦しめられているボランティア10名を使った臨床研究が行われました。驚くべきことに、程度の差はそれぞれでしたが全員に効果が認められました。そのうちの一人の患者さんのお話をしましょう。

この方は、55歳男性、10年間海外赴任中の商社マンです。日本にいたころは春先になるとひどい花粉症に悩まされ、鼻水と目のかゆみのためマスクとゴーグルは常時装着し、さらに抗ヒスタミン薬の副作用で頭がボーっとして、5月の連休明けまでは仕事にならないとこぼしていました。海外に赴任したあとは全く花粉症症状はなくなり快適に過ごしておられましたが、来日のたびに花粉症が発症して困っていました。

この患者さんはもともとは肝機能の改善のため、２０１５年12月に都内のクリニックで培養上清を１㎖を点滴静注していました。１回の点滴を受けて海外に戻り、３月に再来日されたときに、全く花粉症症状が出ないことに気づいたそうです。

その後も効果は持続し、現在３年を経過していますが、花粉症症状の再発はありません。

残りの９名の方は全員、培養上清の点鼻投与だけで、治療開始後３～７日目には効果が現れています。

関節リウマチのところでもお話ししたように、培養上清には免疫機能を抑える作用があります。培養上清を鼻粘膜に投与することでこの作用が働き、花粉が鼻や口から侵入しても、花粉に対する抗体が増えるのを防ぐことで、花粉症の症状を改善していると考えられます。

アトピー性皮膚炎などの皮膚疾患にも培養上清が効果を示す

アトピー性皮膚炎は、強いかゆみを伴う湿疹が皮膚にできて、悪化したり軽快したりを繰り返す慢性の病気です。皮膚の一番外側にある表皮の角質層には、外からのさまざまな刺激から皮膚を守る皮膚バリア機能や、皮膚の水分を保持する水分保持機能があります。

水分保持機能が低下すると、皮膚の内部の水分が失われて皮膚が乾燥してしまい、皮膚バリア機能が低下します。その結果、唾液や汗、石けんの洗い残し、着ている洋服と皮膚の摩擦などの刺激に対して、皮膚が敏感に反応して、かゆみを伴う湿疹が現れやすくなります。そのほかにも、皮膚バリア機能が低下することで、ほこりなどのアレルギー物質が皮膚に侵入してアレルギー反応が起こり、湿疹が悪化することもあります。

私の研究グループでは、ヘアレスマウス（毛の生えていないマウス）に過酸化水素水を塗ってアトピー様の症状をつくり、培養上清を塗るグループと、生理食塩水だけを塗るグループの症状の変化を観察しました。その結果、生理食塩水だけのグループでは、ほとんど症状の改善はみられませんでしたが、培養上清を塗ったグループではアトピー様の症状がきれいに消失していました。

その後、ある化粧品会社の協力のもと、アトピー性皮膚炎の患者さんに培養上清を含有するジェルを塗るグループと、培養上清を含まないジェルを塗るグループに分けて経過を観察する臨床試験を行いました。その結果、6〜8週間後には、培養上清を含んだジェルを塗ったグループのほうは、湿疹が消失し掻痒《そうよう》感も改善されるという効果を確認することができました。

アトピー性皮膚炎以外にも、あかぎれやニキビ痕といった皮膚疾患でも臨床試験を行いました。あかぎれでは炎症を抑え、ひび割れた皮膚を再生することができましたし、ニキビでは皮膚の凹凸が少なくなっていることを確認しています。

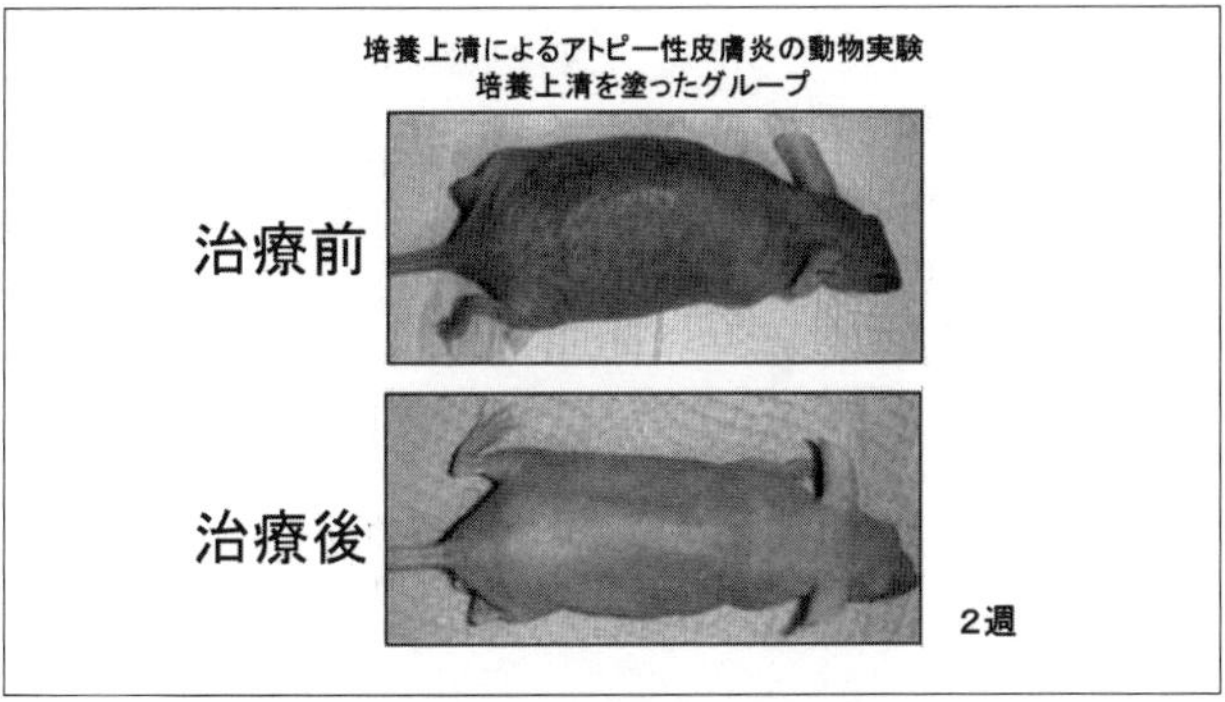
培養上清によるアトピー性皮膚炎の動物実験
培養上清を塗ったグループ
治療前
治療後
2週

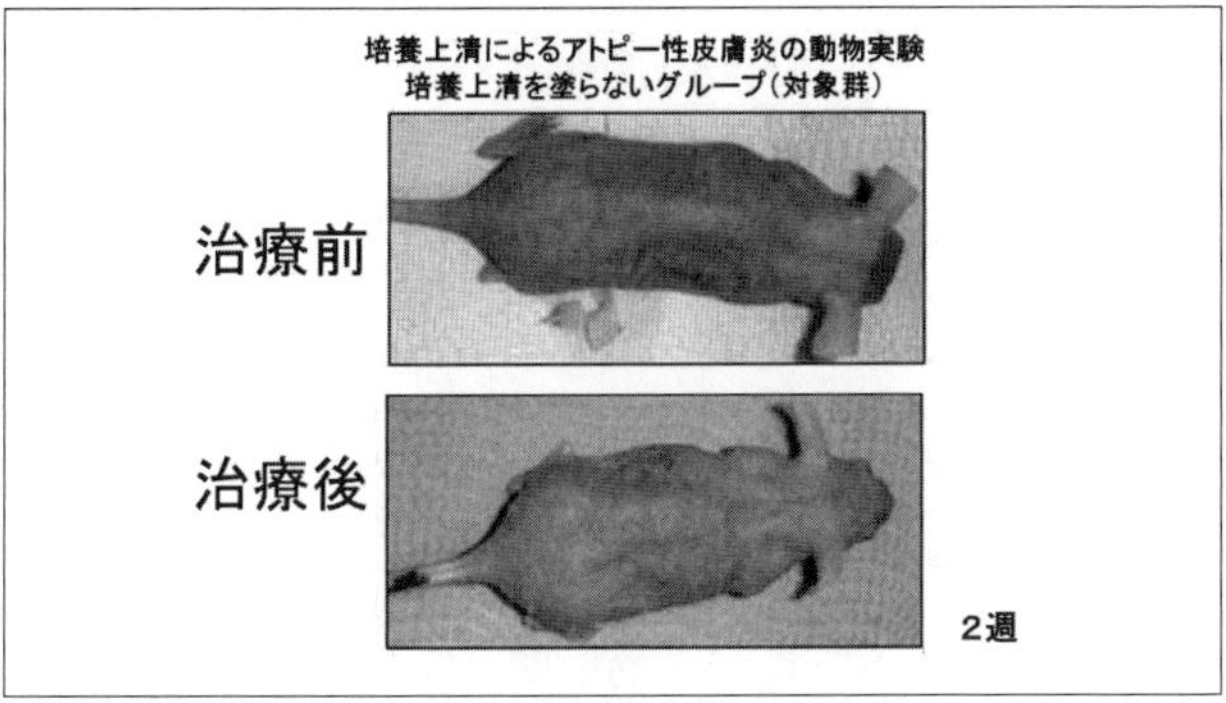
培養上清によるアトピー性皮膚炎の動物実験
培養上清を塗らないグループ（対象群）
治療前
治療後
2週

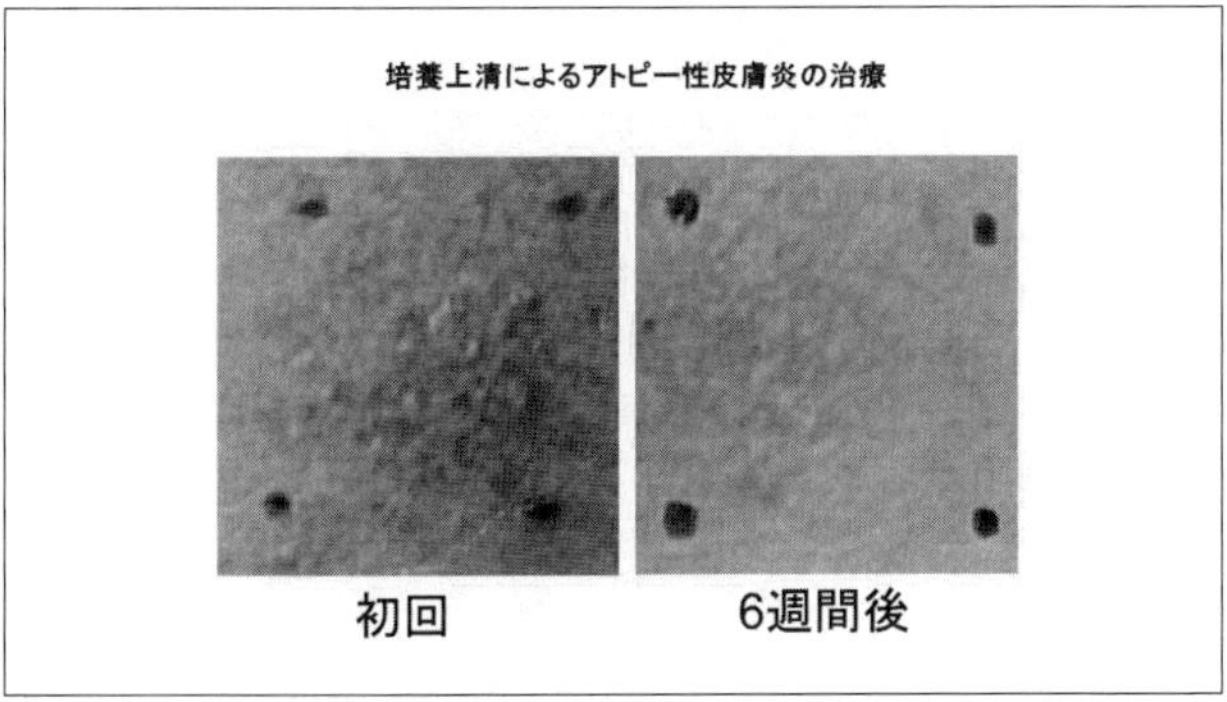
培養上清によるアトピー性皮膚炎の治療
初回
6週間後

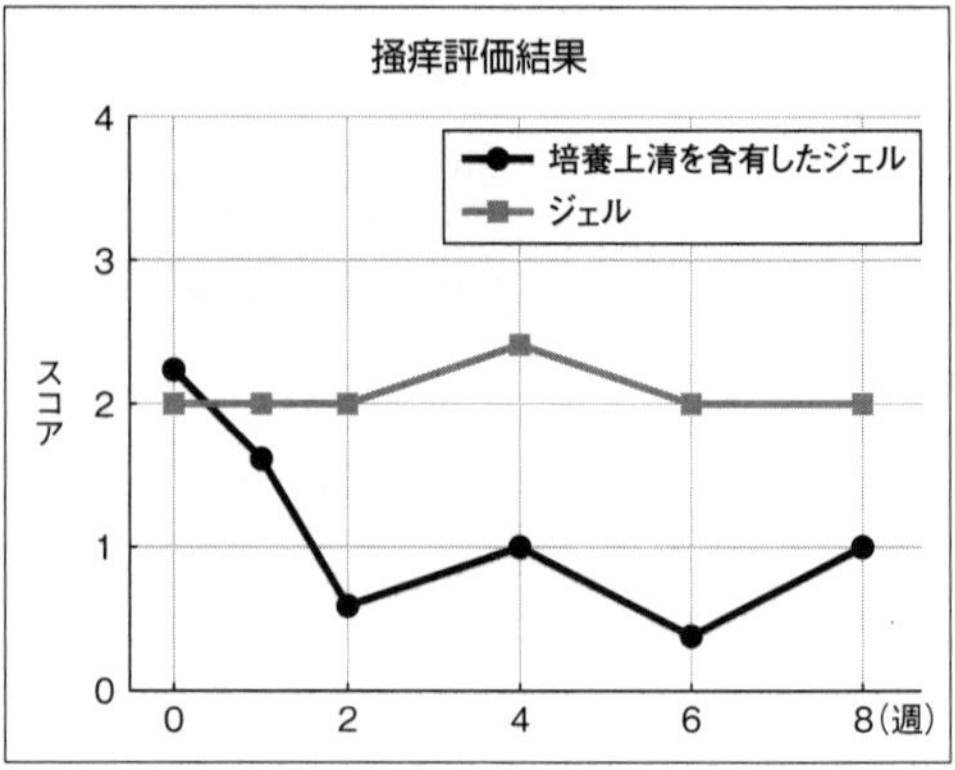

アトピー性皮膚炎で、培養上清を含有するジェルを使用した場合のかゆみの改善度

期待される培養上清の化粧品への応用

皮膚に対するこうした効果は、美容への応用が考えられます。老化現象の最たるものは皮膚の衰えで、男女を問わず美容に関心のある方は多いでしょう。実はアルツハイマー型認知症や関節リウマチのような深刻な病気以上に期待が大きいのが美容への応用なのです。

まずわれわれの行った実験を紹介しましょう。

実験にはアトピー性皮膚炎に使用した、ヘアレスマウスを使用します。まずマウスの背中に紫外線を照射し、人工的に老化皮膚をつくります。次にこの皮膚に、培養上清の溶液と、単なる生理食塩水を塗る二つのグループをつくり比較します。4週間、処置を継続したあと、皮膚表面の微細構造を観察すると、培養上清を塗った皮膚の凹凸がスムーズになっているのがわかりました。

次にその原因を突き止めるために、皮膚の組織標本をつくって観察を行いました。すると培養上清を使用したマウスの皮膚の真皮が厚くなっていたのです。またコラーゲン線維の増生、ヒアルロン酸含有量も増えていることがわかりました。皮膚表面の凹凸が平坦になり、しわが減ったのはこの真皮層の厚みが増したことと、ヒアルロン酸による水分含有量が増えたことによると考えられます。

実際に、額のしわに培養上清を塗布してもらった患者さんでは、使用1か月後に効果が現れ、1年経ってもその効果は持続しています。

またこの臨床研究には多くの女性ボランティアが参加しています。治療法はいたってシンプルで培養上清の希釈液を1日に1回風呂上がりに、化粧水のように使うだけです。21日を経過した時点でアンケートを取りましたが、ほぼ全員がこれまでの化粧品にはない効果を感じていました。

もちろんこの効果は、ボランティアの方々の主観によるものですから、科学的かといわれると少し疑問があるのかもしれません。ただ、ほとんど全員が効果を実感し、継続使用を希望されたという事実は大きいといえるのではないでしょうか。

また、手術による傷跡などに培養上清を塗ることで、傷跡が目立たなくなることもわか

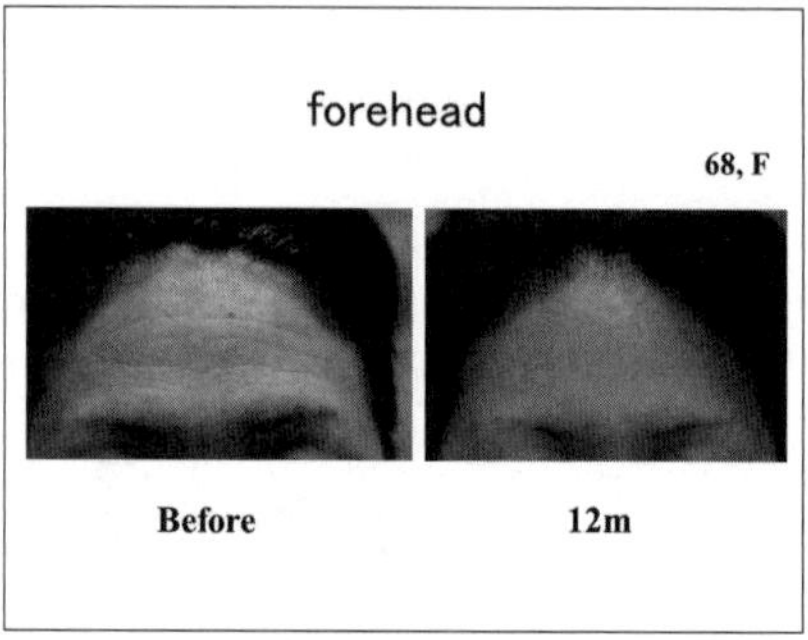

額のしわを培養上清を使って治療した68歳の女性

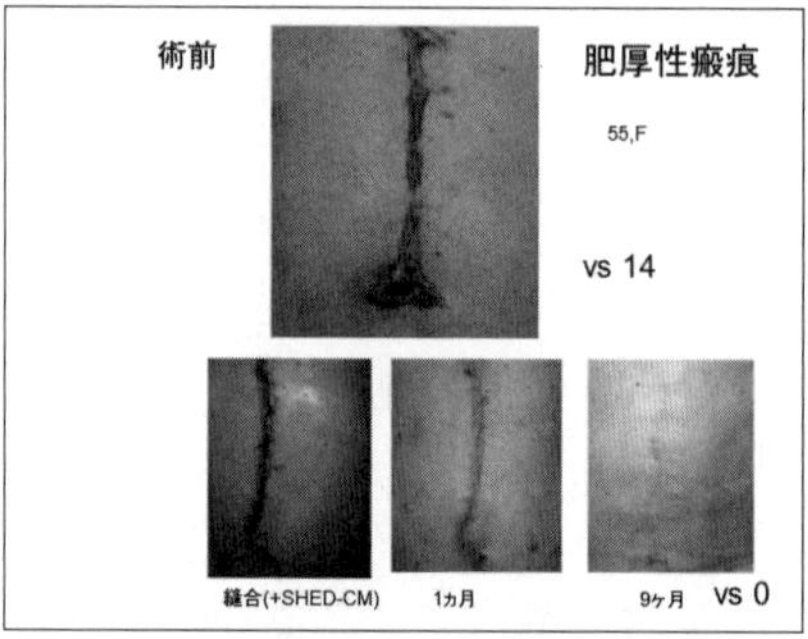

胃がんを切除した55歳の男性。瘢痕の評価スケール値は治療前の14点から9か月後には0点になっている

っています。例えば、胃がんの摘出をした男性の例をご紹介します。この方は、ケロイド体質で、肥厚性瘢痕という盛り上がった傷跡が残ってしまいました。このときの治療法は、まず瘢痕を切除します。ケロイド体質なので、何もしなければ肥厚性瘢痕が再発します。そこで切除後1週間、培養上清を縫合した場所に7日間毎日塗布します。すると瘢痕は再発せず、9か月後にもきれいな状態を保っていました。

男女ともに加齢による性ホルモン低下で起こる更年期障害

更年期障害というと女性特有の病気と思われがちですが、最近では男性にも更年期障害があることが認知されてきました。更年期障害の原因は、男女ともに加齢などによる性ホルモンの低下です。

女性の場合は、閉経を挟んだ10年前後を更年期といいます。更年期になると女性ホルモンの一つであるエストロゲンの分泌量が大きく低下したり、変動したりすることで、人によっては更年期障害によるさまざまな症状が現れることがあります。

エストロゲンは、主に卵巣から分泌されていますが、更年期になると卵巣が活動したり休止したりを繰り返します。そのため、40歳頃を境にエストロゲンの分泌量は乱高下をしながら、急激に減少していきます。それに伴って月経周期が乱れはじめ、やがて閉経を迎えます。

エストロゲンは、血管や皮膚、骨などを正常に保つ働きや、脳の神経伝達物質の分泌を高める作用があります。そのため、エストロゲンの分泌量が低下すると、発汗やほてり、冷え、動悸《どうき》、頭痛、物忘れ、肩こりなどの症状が現れます。また、更年期は子どもの独立や親の介護、親や夫との死別など、人間関係や環境が大きく変わる時期と重なることもあり、それらのストレスが原因となって、イライラや気分の落ち込み、睡眠障害などの症状などが現れることもあります。

一方、男性では、加齢に伴ってテストステロンという男性ホルモンの分泌量が低下してきます。女性の場合、更年期障害は閉経を挟んだ10年前後に起こるとお話ししましたが、男性の場合は、40歳以降、60〜70歳代でも発症する可能性があり、しかも、女性より長く続くこともあります。精巣（睾丸）でつくられるテストステロンは、全身に作用して筋肉や骨を強くしたり、性機能を正常に保つ働きをしています。また、判断力や理解力などの認知機能を高める役割も担っています。

それだけに、テストステロンの分泌量が低下すると、関節痛や筋肉痛、発汗、ほてり、身体の疲労感や行動力の減退、筋量の低下、頻尿、性欲の低下やＥＤ（勃起不全）などの身体的な症状に加え、興味や意欲の喪失、イライラ、不安感や憂うつな気分、睡眠障害といった精神症状などが現れることがあります。

更年期障害は、がんや脳梗塞、心筋梗塞のように直接命に関わるものではありませんが、生活の質が低下するという点では、とても深刻な病態です。

培養上清を使うことで性ホルモンの分泌量が増加し、更年期障害の症状を改善できる

培養上清は、更年期障害のある人の性ホルモンの分泌量を増加させます。どのようなメカニズムで性ホルモンの分泌量を増やすのかについては、まだ詳しくは解明されていません。唯一、過去に海外で興味ある研究が報告されています。

この論文によると、マウスの卵巣を器官培養して骨髄幹細胞由来の培養上清を添加したところ、卵巣細胞が成熟してエストロゲンの分泌量を増加させたとしています。培養上清が卵巣機能を亢進させ、エストロゲンの分泌量を増加させた可能性があります。女性の更年期障害の治療法として培養上清が有望かもしれません。

一方、男性ホルモンのテストステロンには、総テストステロンと遊離型テストステロンの二つがあります。総テストステロンは性ホルモン結合グロブリンというタンパクと結合する性質があり、そのことによって性ホルモンとしての活性が低下することがわかってい

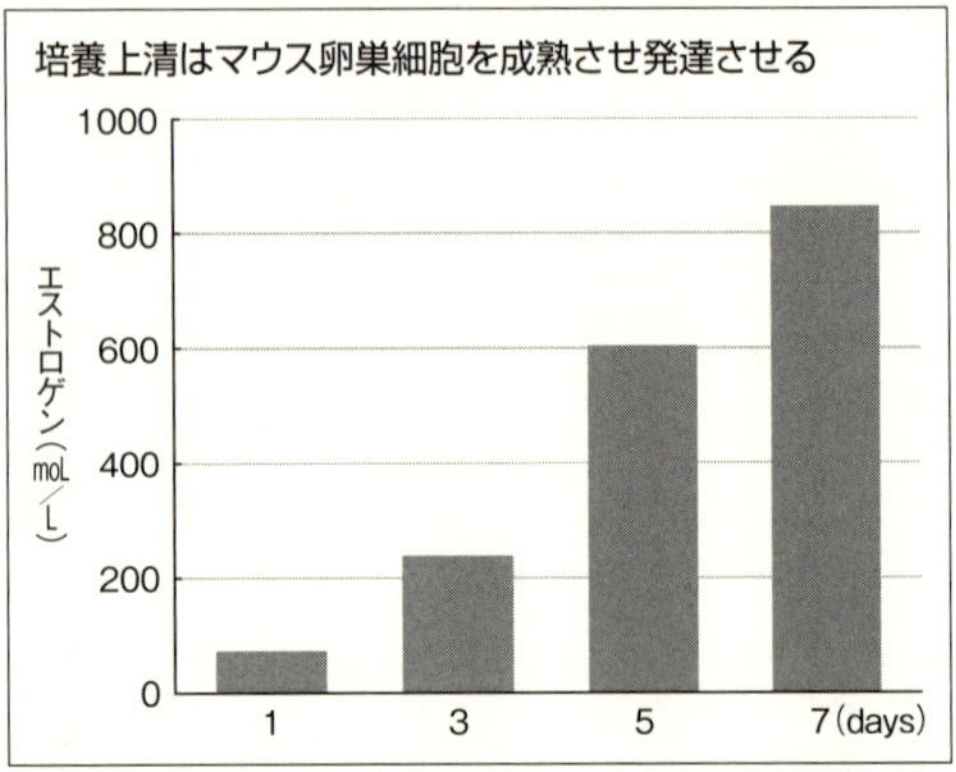

Ling, B et al. : Effect of conditioned medium of mesenchymal stem cells on the in vitro maturation and subsequent development of mouse oocyte, Br. J. Med. Bio Res. 41:978-985, 2008

ます。つまり、加齢による全体的なテストステロンの分泌量の低下に加えて、総テストステロンの機能低下が男性更年期障害の原因であると推測されるのです。そして、培養上清が、精巣細胞を増殖させるとともに、活性化することで、テストステロンの分泌量を増やすと考えられます。

男性の更年期障害の症状の一つにEDがあります。このEDについては、あるクリニックで臨床研究が行われ、培養上清の局所注射、または点滴で導入したところ、ED機能の回復と血中テストステロンの上昇が確認されています。具体的には国際勃起指数（IIEF－5）は約2・2倍になり、血中テストステロンの値は約10％上昇しました。

更年期障害と培養上清の関係については、まだ臨床試験の症例数は少なく、また対照群（治療をしていないグループ）との比較も行われていませんので今後の研究課題といえるでしょう。

培養上清混合育毛剤の開発に成功！

　薄毛に悩む男性は多いのではないでしょうか。命にかかわるわけではありませんが、高齢化にともない、男性だけでなく、女性にも薄毛の方が増えてきています。毛髪は、毛包と呼ばれる組織でつくられます。

　毛包には、毛髪（毛幹）、毛母細胞、毛乳頭があり、毛細血管が毛乳頭に酸素と栄養素を供給しています。毛髪は、成長期、退行期、休止期からなる毛周期に沿って生え変わります。

　成長期には毛母細胞で毛髪がつくられ、退行期には毛母細胞を含む毛包下部組織が自死し、毛髪の伸長が停止して、やがて毛髪が自然脱落します（抜け毛）。次の毛髪の成長が始まるまでの準備期間が休止期です。休止期には幹細胞が増殖して、毛包下部組織を再生して毛母細胞に分化します。

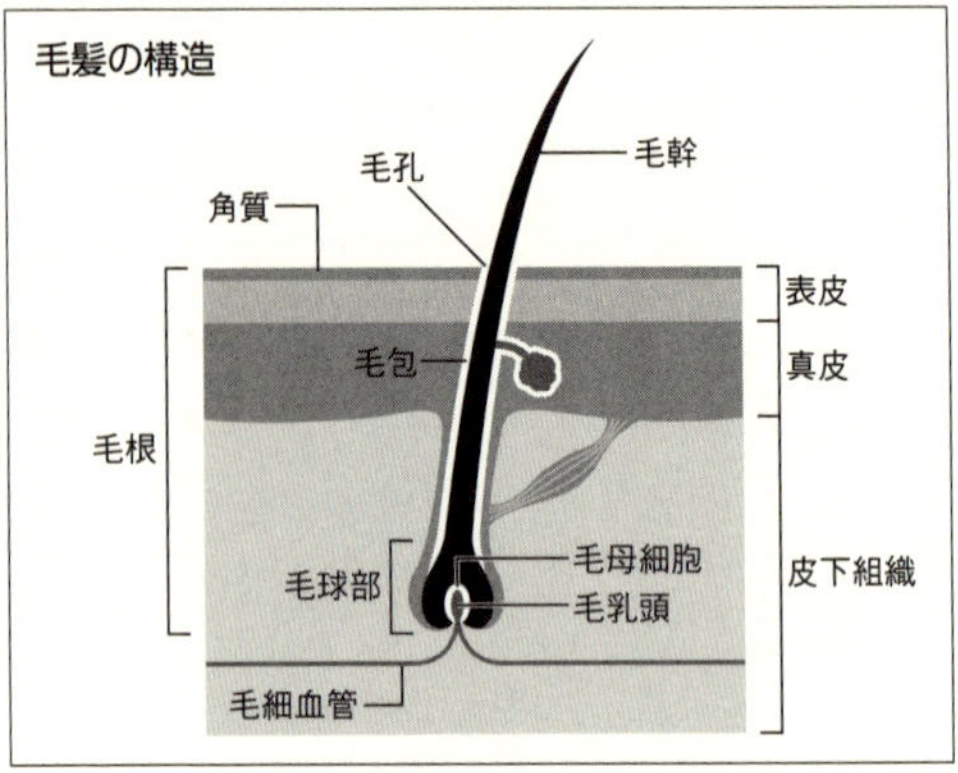

毛髪の構造

この毛周期を調節するうえで重要な働きをしているのが毛乳頭細胞です。毛乳頭細胞と毛母細胞は、相互作用をしながら毛髪をつくっていきます。相互作用に異常を来すと、毛髪の太さ、長さ、形状、色などに問題が生じます。代表的な毛髪の異常は脱毛で、なかでも一番多いのが男性型脱毛症（AGA）です。男性型脱毛症は、毛周期に異常を来して成長期が短くなったり、毛包のサイズが矮小《わいしょう》化したりすることで、毛髪が細く短くなる現象です。

これまでの多くの育毛剤の開発では、毛母細胞の働きを刺激することに関心が向けられてきました。そのため、毛母細胞増殖を促す育毛剤や男性ホルモンの作用を抑える育毛剤の開発が行われてきており、直接、毛周期を調節する育毛剤はありませんでした。

成長期・退行期・休止期を繰り返す毛周期を正常化し、成長期から退行期への移行を遅らせることができれば、毛髪の矮小化を防ぐことができます。また、休止期を短くすることができれば、成長期の毛髪を増やすことができます。さらに、毛乳頭細胞を増殖することができれば、毛髪のサイズを大きくすることが可能になります。

一連の毛周期には、さまざまな生理活性物質による調整が関与していますが、そのなかで最も重要なのが毛乳頭細胞から分泌される生理活性物質です。というのも、毛乳頭細胞は毛周期の司令塔といわれており、その生理活性物質は、毛髪の形成と伸長に深く関与する毛母細胞の分化と、増殖をコントロールしているからです。

さらに、毛髪の再生には、活発な細胞機能を発揮するための十分な栄養素と酸素の供給が必要です。そのため、毛包の構成細胞が健全であっても、その機能を十分に引き出すには毛包下部の毛乳頭に接する毛細血管の再生が必要となります。

現在、開発が進められている育毛剤では、毛周期を調整する生理活性物質を含む毛乳頭細胞由来の培養上清と、組織再生の環境を整える機能をもつ乳歯歯髄幹細胞由来の培養上清の混合物によって、毛髪周期の機能を正常化し、促進して毛髪再生することを目指しています。乳歯髄幹細胞培養上清が毛包の再生環境を整え、毛乳頭細胞培養上清が毛包の発生、分裂、増殖に関与し、正常な毛周期を維持することが期待されます。

われわれはこうした仮説のもとに、実際に患者さんに応用してみました。

男性型脱毛症の人に、毛乳頭培養上清と乳歯幹細胞の培養上清の混合液を90日間塗布してもらいました。その後、実体顕微鏡を使って発毛の程度を観察したのです。その結果、乳歯歯髄幹細胞の培養上清や毛乳頭細胞培養上清をそれぞれ単独で使った人の約3倍の長さの毛髪が再生していることがわかりました。

一般に再生医療では、1種類の幹細胞で臓器を再生するという戦略がとられてきました。しかし、実際は複数の種類の幹細胞が組み合わされて臓器をつくっているので、複数の幹細胞、あるいは幹細胞培養上清を混合して使用するほうが理にかなっていると思われます。その意味で、毛乳頭細胞と乳歯歯髄幹細胞の培養上清の混合による育毛剤は、従来の育毛剤とは全く異なるものになるのではないかと考えています。

幹細胞使用の規制から注目が集まる培養上清。それゆえ偽物や乱脈な臨床応用の可能性も

幹細胞による治療は、再生医療等安全性確保法によってきびしく規制されています。一方、培養上清による再生医療では、幹細胞を移植することはありませんから、この法律の

規制対象外です。ですから、当局の許可を得ることも、臨床試験を行うときに1症例ごとに膨大な申請書・報告書を作成する必要もありません。

再生医療等安全性確保法は2014年11月25日に施行された、文字通り再生医療を安全に行うための基本的なルールです。この法律ができるまでは、日本では医師の裁量のもとで、非科学的な幹細胞の移植が頻繁に行われており、特にアンチエイジングや美容などの目的で治療を受ける患者が多かったといいます。

こうした状況下で2013年、京都市で起きた韓国人患者の死亡事故が決定打となり、日本再生医療学会の主導でこの法律がつくられたのです。死亡した75歳の韓国人男性は、本国では禁止されている幹細胞の投与を受けたあと心停止に陥り、担当医師の心マッサージの効果もなく搬送先の病院で死亡しています。京都府警の行った司法解剖の結果、直接の死因は肺栓塞であることがわかりました。

この事件に深く関与したのが「RNLバイオ」というベンチャー企業であったことは記憶しておく必要があります（毎日新聞、2013年5月4日付）。この企業が幹細胞を準備したと報道されています。

こうした事件の背景には、日本では医師の裁量権が広く認められており、中国や韓国では厳しく規制されている幹細胞治療が日本でできたということがあります。諸外国は日本の当時の状況を「タックスヘイブン（脱税天国）」になぞらえて「レギュレイションヘイブン（無規制天国）」と揶揄《やゆ》し批判を強めたため、危機感をいだいた政府と学会が急きょ法律をつくったのです。その結果、無法な再生医療行為には、完全ではありませんが、大きな抑制効果があったことは事実です。

そのためか規制対象外となった培養上清に対する期待が高まり、かつての幹細胞治療と同様に、いま危険な状態が生まれつつあると感じています。以下のエピソードは、私が実際に経験したことです。

数年前、ある化粧品メーカーの依頼で、培養上清のレクチャーをしたときのことです。講演のあと、主催者から1本の試験管を見せられました。

「これはある日本のベンチャー企業が売り込んできたものですが、上田先生が今日お話しになった培養上清と同じものでしょうか。製造元は韓国の企業とのことです」

韓国から培養上清が流入しているといううわさは聞いていましたが、実際に見るのは初めてでした。驚きとともに興味が湧き、実際に試験管の中身を分析してみることにしました。

２週後に検査の結果が送られてきました。すると、試験管の中身はただの色のついた生理食塩水で、生理活性物質は一切検出されませんでした。そこでこの化粧品メーカーが製造元の韓国企業に、培養上清の製造方法を問いただしたところ、「企業秘密」を理由に回答を得られなかったとのことです。

このエピソードは私が経験したものですが、今、インターネットを見ると培養上清という文字であふれ、多くのクリニックで培養上清が使用されている可能性があります。

海外でつくられた培養上清、それも製造工程が不明で安全性を示す検査データもなく、たとえデータが添付されていたとしても、その信頼性は疑わしいといわざるを得ません。こうしたものが実際に臨床の現場で使われているとしたら大問題です。まさに培養上清が、幹細胞移植と同じ轍《てつ》を踏んでいると憂慮せざるをえません。

かつて幹細胞移植治療が再生医療等安全性確保法を必要としたように、培養上清の健全な普及のために一定のルールを定めるべき時期だと考えます。培養上清の生みの親としての責任からも、現状は決して看過できる状態ではありません。

再生医療の今後を担う
培養上清の健全な普及のために

前項では、培養上清の有用性が知られるにつれて、乱脈な臨床応用が進んでいる可能性があること、それゆえ適切な規制が早急に必要であることを提案しました。

そのうえで、培養上清の今後について考えてみたいと思います。

私が目指す普及方法は、いたってオーソドックスなものです。まず厚労省の定める臨床試験の基準に合致した大規模な臨床試験を行うことです。きちんとした臨床試験を通じて、有効性と安全性を明らかにし、対象疾患を絞り込むのです。ただし、そのためには試験費用をサポートする企業や国の支援、実際に臨床を行う協力病院が必要です。

サポートが得られたら、その結果を受けて承認薬としての申請をする。しかし、これは言うは易く行うは難い、非常にハードルの高い方法です。そうはいっても、培養上清による再生医療を実験医療に終わらせないためにはこの方法しかないのです。

そのうえで、いつでも、どこでも培養上清による再生医療を受けることができる体制を整えていかなくてはなりません。現在は、培養上清の有効性や安全性を理解していただいているいくつかの医療機関に協力をしてもらっていますが、今後は患者さんの利便性を考え、協力いただける医療機関を増やさなければなりません。

そのためには、学会や講演会など機会があるごとに、培養上清による再生医療の研究発表を行って、医療従事者の理解を得ることが重要だと思っています。

この章の冒頭でもお話ししましたが、専門家の間では、幹細胞の移植を前提とした再生医療に対しては懐疑的な雰囲気も出てきています。その一方で、培養上清に関しては、実用医療として評価する研究者や臨床医が増えてきていることを肌で感じています。

読者の皆さんが住む地域で培養上清による再生医療を受けることができるようにすることが、今後の私の使命だと考えています。ただ、こうした使命を実現するには、いくつかの大きな問題があります。

医療技術の権利が認められない日本の環境

ヨーロッパやアメリカには、研究成果を実用化する長い歴史があり、医療分野でも例外ではありません。新しい技術を発明した場合、発明者の権利は通常、特許で担保されます。欧米ではこの特許に対する社会的道徳が確立していて、人の発明に対しては最大限の敬意を払い、特許を侵すようなことがあれば大きなペナルティが課せられます。

ところが、日本では、事情が全く違います。医療特許に関してはほとんど機能していないというのが率直な感想です。もっと研究者の業績を大事にしないと、研究者ばかりでなく、患者さんも浮かばれません。

医療特許に関して一例を挙げれば、アメリカで起きた白内障手術に関する、特許権侵害事件があります。いわゆるパリン事件です。目の切開手術のあと傷が治っていく過程で、ひきつれが生じることがあります。そこで、ある眼科医が、縫合法に工夫をこらすと、手術後のひきつれがずいぶん緩和できるという手術方法を開発し、その技術を特許申請しました。結果的にはこの特許は認められませんでしたが、この申請をきっかけにアメリカでは医療特許に関する大議論が巻き起こり、１９９６年についに医療技術にも特許権が認められるようになりました。ただし、医師の行う医療行為には、特許権は行使できないとされています。

日本では、これまでこうした医療技術には特許が認められていませんでした。手術方法などは産業上利用できる発明に該当しないというのが表向きの理由ですが、実際のところは「医者が金儲けに走るとは何事だ」という日本独自の精神風土があったことは否めません。

しかし、２００３年には再生医療や遺伝子治療の発展を受けて、特許法が改正され、細胞の培養法や遺伝子の調整には特許が認められるようになりました。この法改正の意図は、再生医療などの実用化には企業の参画が不可欠であり、企業にとって細胞培養法や遺伝子の調整法の特許取得が生命線なので、医療技術に特許を認めないと参画する企業に不利益をもたらすことに、ようやく国が気付いたということでしょう。

もちろん医師の医療行為には、通念として特許権の行使は認められていません。したがって、この医療特許（医療技術特許）は医師に対してではなく発明者と企業の権利を保護し、特許権を保有しないほかの企業をけん制する役割をもっているのです。

医師に対しては、依然として大きな裁量権が認められています。もっとも競合企業に特許法を守る順法精神がなければ、いかなる医療特許も守られなくなり、発明者の権利は有名無実化することになります。

特許を平気で踏みにじる〝コピー培養上清〟の氾濫

私の研究グループが開発した培養上清に関する技術は特許化されています（特開2016-065166、登録番号6296662）。国立大学法人化以降、その権利は名古屋大学と徳島大学の知的財産部に帰属しており、われわれ研究者は発明者として名を連ねています。培養上清の作製法から始まり、培養上清による脳神経や脊髄損傷、肝臓などの治療といった相当数の分野をカバーする特許を取得しています。

ところが、その特許の許諾を求める企業は非常に少ないと聞いています。

その理由として推察されるのは、一つには培養上清を薬剤として承認を受ける道筋がいまだ不透明であることが挙げられます。あとで述べますが、培養上清を承認薬にできないのであれば、製薬会社にとってはこの特許は魅力的ではないのです。

では、未承認薬として医師の裁量権の範囲で流通する場合はどうでしょうか。これにも問題があります。どういうことかといいますと、私たちの論文に書かれている培養上清の詳細な作製方法を読んで、培養上清のコピー製品をつくってしまう企業があとを絶たないのです。培養上清は、培養方法が生命線です。完全なコピーはもちろんできませんが、似たような培養上清をつくることは可能なのです。

実際に台湾や韓国でつくられた培養上清を、日本の開業医が使用しているといううわさは少なくありません。またこうした外国製の培養上清を、クリニックに仲介する業者が存在することも事実です。

本来、臨床使用する可能性のある薬剤を、正式な手続きを経ずに外国から持ち込むこと自体問題なのです。海外ではなく国内で生産されたコピー培養上清であったとしても、その場合には特許法上の問題があります。しかし、仮に特許法上の問題があったとしても、その行為を差し止めるには、権利を保有する大学などが訴訟といった法的措置をとる必要があり、経済的にも時間的にも大学にはその力はなく、実際には放置されているというのが実情なのです。

そこには発明者や研究者に対する敬意や特許法を守るという精神、あるいは道徳が欠けています。実に悲しむべき現実であり、このような状態が続けば、日本の再生医療に未来はありません。

培養上清の製剤化を阻む機能不全を起こした産学連携の実態

私は、最終的には培養上清の製薬化を目標としています。

ここまでお話ししてきたように、さまざまな病気の治療に対する基礎的な研究が十分に行われ、ある程度の臨床的な有効性が確認されており、製薬化に対して十分な可能性を感じています。ところが、日本の製薬企業は、培養上清を使った創薬事業には消極的です。

その一方で、このあとの項でお話ししますが、培養上清の製薬化に協力したいと、ヨーロッパの大学や中国の企業が名乗りを上げているのです。こうした科学技術を取り巻く日本の環境では、有望な発明や技術がどんどん海外に流出してしまいます。

このままでは、発光ダイオードを発明した中村修二博士を失ったのと同じ轍を、今後も踏んでしまうでしょう。

もう少し詳しく培養上清の製薬化のお話をしていきます。

製薬企業は、培養上清の有望性を認識していても、日本の薬事行政下では培養上清が医薬品として承認を受けることは難しいと判断しているのだと思います。なぜ、製薬企業は、培養上清の製薬化が難しいと考えているのでしょうか。

薬事法（薬機法）上、培養上清は現状では、未承認薬に分類されます。培養上清を承認薬とするためには、臨床治験を行い、有効性、安全性を実証すると同時に、薬理効果のメカニズムを説明する必要があります。日本で承認を受けている医療用医薬品は通常、化学合成が可能な単一の物質です。単一の物質であれば、薬理効果を説明するのは簡単です。

一方、培養上清には、数百種類の生理活性物質（サイトカインや成長因子などのタンパク）が含まれています。生理活性物質が一つや二つであれば、その生理活性物質をブロックすることで薬理効果が出ないことが証明でき、ブロックした生理活性物質を中心とした薬理効果のメカニズムを説明することは可能です。しかし、数百となるとどの生理活性物質が主体的に薬理効果を表したのかを説明することは非常に難しいのです。さらに、生理活性物質どうしの相互作用による薬理効果もありますから、その組み合わせは天文学的な数になってしまい、証明は事実上不可能になります。

そうしたことは、漢方薬やプラセンタ製剤（生物製剤）にも同じことがいえます。漢方薬やプラセンタ製剤にも非常に多くの生理活性物質が含まれています。ところが、漢方薬のなかには、医療用医薬品として承認されているものもあります。ですから、培養上清の製薬化に乗り出す製薬企業が現れてもいいはずです。

ここに、日本で培養上清を阻む、もう一つの事情があるのです。

国は、新たな漢方薬や生物製剤の承認を強く抑制していて、新たに承認する方向にはありません。なぜかといいますと、承認薬を増やしていけば、いずれは健康保険が適用されるようになり、医療費、とりわけ薬剤費の圧縮を掲げる国の政策に逆行することになってしまうからです。

こうしたいきさつで、日本の薬事法の下では、薬理効果のメカニズムをはっきりと示せない培養上清のような薬剤は、承認を得られる可能性が非常に低いか、ないと判断した日本の製薬企業は、培養上清の製薬化から撤退してしまいました。

あとでお話ししますが、培養上清の薬剤化は、日本以外の国で実現する可能性が高いと考えられます。

日本人が発明した技術であるにもかかわらず、実用化は外国で行われ、国としても企業としても大きな利益損失をしてしまった事例は、今までにもたくさんありました。その根本的な原因は、冒険をしない慎重すぎる企業精神、研究者に敬意を欠いた日本人の精神風土や、機能不全を起こしている日本の産学連携体制にあるといえるでしょう。

国際連携による臨床研究で培養上清の製薬化の活路を見いだす

このような状況下で、なんとか培養上清の製薬化を実現しようと考えた私は、次のような戦略を考えました。

一つは、臨床症例を増やすことで確かな効果を証明し、国や製薬企業を動かすことです。臨床症例を増やすために、中国などを中心としたアジアの医療機関や、日本の中小規模の医療機関で臨床例を積み上げてきました。しかし残念ながら、それぞれの病気に対して数十程度の臨床例では、科学的な証拠にはなりにくいのが現実です。さらに、大学病院などの大規模な病院以外の臨床データを、国や学会は信用しないという日本的な風土に阻まれてしまいました。

二つ目の戦略は、希少疾患に対する承認薬を目指すという戦略です。

例えば、身体を動かす神経が変性することで全身の筋肉の動きに障害が及ぶ、進行性の神経疾患である筋萎縮性側索硬化症。この病気のように、現状では全く治療法のない超難病に対して培養上清による再生医療で治療に挑戦することです。もし実現すれば、たとえ症例数が少なくとも承認は早期かつ容易になる可能性があります。ただし、それを実施するにしても、国や企業の支援が不可欠であるという状況は変わりません。

この戦略の延長線上に日本とノルウェーの国際連携によるプロジェクトとして、ノルウェーのベルゲン大学との国際共同研究による多発性硬化症に対する培養上清の臨床研究がスタートすることになったのです。

国際共同研究のお話をする前に、まず多発性硬化症に対する培養上清による再生医療を目指したいきさつから説明しておきましょう。

多発性硬化症とは、脳や脊髄の神経である中枢神経系のさまざまな部位に病巣ができ、視覚障害や感覚障害、運動障害、排尿障害など多くの非常に重い機能障害を起こす神経の自己免疫疾患です。しかも、有効な治療法がない難病であるため、国は特定疾患に指定しています。日本での患者数は約2万人とされており、しかも年々増加する傾向にあります。

多発性硬化症の多彩で重篤な症状には、炎症を促進するマクロファージや自己反応性のリンパ球といった免疫細胞が大きく関わっていると考えられています。根本的な治療法がないため、現在の治療はそれぞれの症状を緩和するための対症療法に限られています。

根本的な治療法として、幹細胞移植療法による再生医療に期待が寄せられていますが、移植した幹細胞の生着率が悪いうえに、移植した幹細胞のがん化や免疫拒絶のリスクがあり、しかも高額な治療費がかかります。

このように、幹細胞移植療法は、実用医療としては課題が山積みでした。そこで、私の研究グループは、培養上清による多発性硬化症の動物実験を行い、成功を収めました。

多発性硬化症モデルマウスの症状が最も強く現れる時期には、脳や脊髄に激しい炎症を生じ、全身に強い運動麻痺が起こります。そうした状態のモデルマウスに乳歯歯髄幹細胞の培養上清を静脈内に単回投与すると、麻痺症状が著しく改善し、運動機能が回復しました。

培養上清に含まれる生理活性物質が、炎症を促進しているマクロファージや自己免疫反応を促しているリンパ球を抑制したのです。さらに、生理活性物質は、炎症を抑える作用のあるマクロファージを誘導して、脳や脊髄の炎症を抑制し、神経損傷部位を減少させたと考えられます。また、乳歯歯髄幹細胞の培養上清の主成分であるED-Siglec-9だけを、症状が最も強く起きている多発性硬化症モデルマウスに単回投与した場合でも、運動麻痺症状が劇的に改善しました。

この動物実験の結果から、乳歯歯髄幹細胞の培養上清や、培養上清の主成分であるED-Siglec-9は、多発性硬化症の有望な治療薬となり得る可能性が明らかとなりました。

多発性硬化症の治療に有効な培養上清の薬剤化を目標に行われる共同臨床研究

私たちの研究グループとノルウェーのベルゲン大学との国際連携による多発性硬化症の臨床研究が、いよいよ2019年からスタートする見通しです。なぜ、ベルゲン大学が共同研究のパートナーとして選ばれたか、そのいきさつからお話ししていきましょう。

もともと日本とノルウェーには、政府間レベルで科学技術交流提携の枠組みがありました。2018年6月に在日ノルウェー大使館で、来年の研究テーマを決めるために日本とノルウェーの大学関係者や研究者が集まりワークショップが行われました。

このワークショップで、両者の興味の一致する分野として、間葉系幹細胞を使った臓器の再生医療をテーマとすること、なかでも培養上清を使った脳の再生の臨床研究を行うことが正式に決定されたのです。

対象疾患は難病中の難病、多発性硬化症でした。ベルゲン大学は、EU圏内最大の多発性硬化症の治療センターであり、患者数が多く治療実績があることがパートナーとして選ばれた理由の一つです。臨床研究の場所はベルゲン大学附属病院となる予定で、準備が進められています。

この共同臨床研究のとりまとめは、日本側は私が、ノルウェー側はベルゲン大学のカマル・ムスタファ教授が就任します。カマル教授と名古屋大学顎顔面外科の間では、5年前から骨再生の共同研究を行い、留学生の交換などの実績があり、今回の共同研究につながっていったのです。

カマル教授は、ノルウェーのみならずEU圏の研究者との広い人脈をもち、すでに幹細胞治療の研究コンソーシアムを結成しており、多発性硬化症の治療に精通しているベストパートナーといえます。

この共同研究には三つの目標があります。

一つ目は、乳歯歯髄幹細胞の培養上清が、多発性硬化症という難病の有効な治療法であると実証することです。二つ目は、培養上清の脳再生に対する治療技術を特許化することです。さらに、三つ目は、EU圏で培養上清を治療薬として薬事承認を受けて製剤化することです。

培養上清による再生医療が実用医療として花開く日は近い

今回の国際共同臨床研究は、日本政府とノルウェー政府、日本とノルウェーの有力大学の関係者が関与する大規模なプロジェクトです。私の知る限り世界の再生医療のなかで、こうした国際共同研究、それも創薬事業までも視野に入れた臨床研究が行われたことは過去にありません。

このプロジェクトが成功した暁には、特許はベルゲン大学から申請され、治療薬としての培養上清はEUの製薬企業がつくることになるでしょう。さらにその後、ほかの疾患での培養上清の実用化は、今回の実績からみて彼らの独壇場になる可能性が高いといえます。純粋に日本で開発された技術であるにもかかわらず、その研究成果が外国で花開くことについては、実に複雑な心境になります。

国際共同研究としては、中国でのプロジェクトもあります。上海などの医療機関で培養上清を使った更年期障害、美容治療の共同研究が始まります。このような共同研究をつうじて、多くの臨床データを積み重ね、培養上清による再生医療の医学的な根拠を固めたいと考えています。

国際共同研究によって、われわれの開発した培養上清の価値が科学的に認められ、難病に苦しむ患者さんを治す手段として実用化されることは、実用医療としての再生医療の確立を目指してきた私にとっては願ってもないことです。しかし、本来ならば日本での実用化が望ましいことはいうまでもなく、これからも実現の道を模索してゆきたいと考えています。

培養上清を使った再生医療の実用化は、目の前まできていることをご紹介して本書を閉じたいと思います。

あとがき

本書の出版は2年前に企画されたあと、紆余《うよ》曲折があり、このたび『驚異の再生医療～培養上清とは何か～』としてようやく世に出ることになりました。さまざまな感慨とともにこのあとがきを書いています。

本書を執筆する動機の一つは、私自身の再生医療における活動歴を書き残しておきたいという個人的理由からです。もう一つの理由は、再生医療の黎明《れいめい》期から現在に至るまで、この分野に身をおいた研究者として、わが国の再生医療研究の課題を分析し、その解決策を読者と共有したいと望んだことでした。

再生医療は20世紀末に華々しく医学の世界に登場し、一時期の熱狂は冷めたものの、今日なお国民の関心をひき続けています。人体再生というコンセプトは過去に示されたどの研究よりも魅力的で、わかりやすく、多くの夢をわれわれにもたらしました。ですが、果たしてわれわれ研究者は、その期待に応えられたのかという自責の思いは、2年を経た現在でも消えることはなく、その思いが執筆を続ける力となったのです。そして、この2年の遅れは、私の覚悟を決めるためにも必要な時間だったのかもしれません。

本書には、再生医療とともに三十年あまり、研究者として、そして、臨床医として歩んできた私の思いのすべてが込められています。有効な治療法はもちろんのこと、はっきりとした原因も究明されていない難病に苦しむ患者さんやそのご家族が、再生医療に一縷《いちる》の望みを見いだそうとしていることを、私は知っています。だからこそ、再生医療という未開の大地に一歩を踏み出したのです。

ハワード・グリーン教授が開発した培養皮膚によって重度熱傷の治療に成功したことを知ったときには、再生医療に秘められたとてつもない可能性に興奮しました。その後、ジョセフ・バカンティ博士が提唱する、「幹細胞＋足場材料＋生理活性物質」の三要素による再生理論（幹細胞補充療法）に出合いました。未開の地を切り開く道具として、幹細胞という黄金の斧を手にしたように思えたものです。それからは、バカンティ博士のロジックの可能性を信じて、粘膜や角膜、骨、唾液腺、末梢神経、血管などの再生研究に邁進《まいしん》しました。

しかし、幹細胞補充療法の研究や臨床を積み重ねれば重ねるほど、「幹細胞移植が正しい再生医療の道」なのかという疑問がふつふつと湧いてきたのです。今、これまでの私の再生医療研究の歩みを振り返ると、バカンティ博士の三要素理論に疑問を抱いたときから、再生医療の本質を見極める挑戦が始まったように思えます。

それまでは、グリーン教授やバカンティ博士という先達の導きがありましたが、再生医療にとって幹細胞とは何かを解き明かす旅は、自分で地図を調べ、時には道に迷いながら、ただ自分を信じて歩くしかありませんでした。そして、辿り着いたのが幹細胞の培養液の上澄みである培養上清です。培養上清による動物実験では、さまざまな病気が嘘のように改善されていく、その強力な治療効果を目の当たりにしたとき、ついに〝人体再生の本質〟を突き止めたという興奮にかられました。

しかし、そこはまだゴールではなかったのです。私が辿り着いた培養上清は、幹細胞と同様にあくまでも再生医療の脇役であり、本当の主役は培養上清に含まれている多種多様な生理活性物質によって患部に呼び集められる患者さん自身の幹細胞でした。

再生医療の本質は、私たちがもつ自然治癒力を引き出す優秀な道先案内人を探し当てることだったのです。このことを知ったとき、私は改めて生命の不思議さ、偉大さに畏敬の念を抱かずにはいられませんでした。

培養した幹細胞の移植には、遺伝子の異常や血栓ができるリスクを伴います。これを避けることはできません。それに対して、培養上清には、そうしたリスクがありません。治療効果が同等であれば、より安全性の高い培養上清による再生医療のほうが優れているのは、誰にでもわかることです。

ところが、日本では研究者も製薬企業も、研究費を助成する側の国も、幹細胞移植至上主義で突っ走っています。その先頭に立つのがｉＰＳ細胞を使った再生医療です。しかし、ｉＰＳ細胞には依然として遺伝子の異常などの課題がつきまとい、再生医療に求められる安全性の担保がクリアされていません。そして何より、ｉＰＳ細胞が発見されてから10年以上が経ちますが、臨床現場での実用化の具体的な道筋が見えてきていません。

アメリカやヨーロッパの再生医療研究者の多くが、幹細胞移植の実用化に懐疑的になっています。そろそろ、日本も再生医療における幹細胞移植至上主義を見直す時期にきているのではないでしょうか。

私の再生医療の研究の目標は、一貫して臨床現場での実用化によって患者さんを治すことです。具体的には、培養上清の製薬化、つまり、医療用薬品として普及させることです。この道は、再生医療の本質を突き止める科学の旅よりはるかに険しい道のりであることは十分に承知しています。それでも、やり遂げねばなりません。それは患者さんの願いでもあるからです。

そんな私にとって、ノルウェーのベルゲン大学との培養上清を使った多発性硬化症の臨床研究は、製薬化実現への明るい第一歩だと考えています。私は北欧社会のもつ堅実な遂行力を信じています。彼らはやり遂げるでしょう。また、国内でも培養上清による再生医療に共鳴してくれる研究者や医師が増えています。こうした方たちとネットワークを構築して臨床例を積み上げることで、近い将来、誰もが培養上清による再生医療を受けられる仕組みが築き上げられることでしょう。培養上清の実用化は目前まできているのです。

本書で紹介したわれわれの研究成果のほとんどは、筆者の名古屋大学時代（1978～2014年）に同大学大学院医学研究科の大学院生とともにつくられたものです。特に、培養上清に関する研究は、山本朗仁教授（現徳島大学）が主導され、多くの実績を残されたことをここに明記したいと思います。

また本書の出版に際しては、扶桑社の高橋香澄さん、トゥー・ワン・エディターズの宍戸幸夫さんの協力と励ましがあったことを記し感謝申し上げます。

2018年11月

名古屋大学名誉教授　上田実

名古屋大学にて行われた幹細胞薬研究に関する英語論文一覧

肝炎

Multifaceted therapeutic benefits of factors derived from stem cells from human exfoliated deciduous teeth for acute liver failure in rats..
Matsushita Y, Ishigami M, Matsubara K, Kondo M, Wakayama H, Goto H, Ueda M, Yamamoto A.
J Tissue Eng Regen Med. 2015 Sep doi：10.1002/term.2086

関節リウマチ

Factors secreted from dental pulp stem cells show multifaceted benefits for treating experimental rheumatoid arthritis.
Ishikawa J, Takahashi N, Matsumoto T, Yoshioka Y, Yamamoto N, Nishikawa M, Hibi H, Ishigro N, Ueda M, Furukawa K, Yamamoto A.
Bone. 2015 Nov 19;83:210-219. doi：10.1016/j.bone.2015.11.012. [Epub ahead of print]

心臓疾患

Dental pulp-derived stem cell conditioned medium reduces cardiac injury following ischemia-reperfusion.
Yamaguchi S, Shibata R, Yamamoto N, Nishikawa M, Hibi H, Tanigawa T, Ueda M, Murohara T, Yamamoto A.
Sci Rep. 2015 Nov 6;5:16295. doi：10.1038/srep16295.

糖尿病

Secreted factors from dental pulp stem cells improve glucose intolerance in streptozotocin-induced diabetic mice by increasing pancreatic β-cell function.
Izumoto-Akita T, Tsunekawa S, Yamamoto A, Uenishi E, Ishikawa K, Ogata H, Iida A, Ikeniwa M, Hosokawa K, Niwa Y, Maekawa R, Yamauchi Y, Seino Y, Hamada Y, Hibi H, Arima H, Ueda M, Oiso Y.
BMJ Open Diabetes Res Care. 2015 Oct 19;3 (1)：e000128. doi：10.1136/bmjdrc-2015-000128. eCollection 2015.

腎障害

Therapeutic Potential of Stem Cells from Human Exfoliated Deciduous Teeth in Models of Acute Kidney Injury.
Hattori Y, Kim H, Tsuboi N, Yamamoto A, Akiyama S, Shi Y, Katsuno T, Kosugi T, Ueda M, Matsuo S, Maruyama S.

PLoS One. 2015 Oct 28;10 (10):e0140121. doi:10.1371/journal.pone.0140121. eCollection 2015.

肺障害
Factors secreted from dental pulp stem cells show multifaceted benefits for treating acute lung injury in mice.
Wakayama H, Hashimoto N, Matsushita Y, Matsubara K, Yamamoto N, Hasegawa Y, Ueda M, Yamamoto A.
Cytotherapy. 2015 Aug;17 (8):1119-29. doi:10.1016/j.jcyt.2015.04.009. Epub 2015 May 29.

アルツハイマー病
Conditioned medium from the stem cells of human dental pulp improves cognitive function in a mouse model of Alzheimer's disease.
Mita T, Furukawa-Hibi Y, Takeuchi H, Hattori H, Yamada K, Hibi H, Ueda M, Yamamoto A.
Behav Brain Res. 2015 Jul 22;293:189-197. doi:10.1016/j.bbr.2015.07.043. [Epub ahead of print]

脳梗塞
Stem cells from human exfoliated deciduous tooth-derived conditioned medium enhance recovery of focal cerebral ischemia in rats.
Inoue T, Sugiyama M, Hattori H, Wakita H, Wakabayashi T, Ueda M.
Tissue Eng Part A. 2013 Jan;19 (1-2):24-9. doi:10.1089/ten.TEA.2011.0385. Epub 2012 Oct 10.

低酸素脳症
Human dental pulp-derived stem cells protect against hypoxic-ischemic brain injury in neonatal mice.
Yamagata M, Yamamoto A, Kako E, Kaneko N, Matsubara K, Sakai K, Sawamoto K, Ueda M.
Stroke. 2013 Feb;44 (2):551-4. doi:10.1161/STROKEAHA.112.676759. Epub 2012 Dec 13.

脊髄損傷
Secreted ectodomain of sialic acid-binding Ig-like lectin-9 and monocyte chemoattractant protein-1 promote recovery after rat spinal cord injury by altering macrophage polarity.
Matsubara K, Matsushita Y, Sakai K, Kano F, Kondo M,

Noda M, Hashimoto N, Imagama S, Ishiguro N, Suzumura A, Ueda M, Furukawa K, Yamamoto A.
J Neurosci. 2015 Feb 11;35 (6):2452-64. doi:10.1523/JNEUROSCI.4088-14.2015.

Multifaceted neuro-regenerative activities of human dental pulp stem cells for functional recovery after spinal cord injury.
Yamamoto A, Sakai K, Matsubara K, Kano F, Ueda M.
Neurosci Res. 2014 Jan;78:16-20. doi:10.1016/j.neures.2013.10.010. Epub 2013 Nov 16. Review.

Human dental pulp-derived stem cells promote locomotor recovery after complete transection of the rat spinal cord by multiple neuro-regenerative mechanisms.
Sakai K, Yamamoto A, Matsubara K, Nakamura S, Naruse M, Yamagata M, Sakamoto K, Tauchi R, Wakao N, Imagama S, Hibi H, Kadomatsu K, Ishiguro N, Ueda M.
J Clin Invest. 2012 Jan;122 (1):80-90. doi:10.1172/JCI59251. Epub 2011 Dec 1.

骨系疾患
Conditioned media from mesenchymal stem cells enhanced bone regeneration in rat calvarial bone defects.
Osugi M, Katagiri W, Yoshimi R, Inukai T, Hibi H, Ueda M.
Tissue Eng Part A. 2012 Jul;18 (13-14):1479-89. doi:10.1089/ten.TEA.2011.0325. Epub 2012 Jun 12.

Novel cell-free regeneration of bone using stem cell-derived growth factors.
Katagiri W, Osugi M, Kawai T, Ueda M.
Int J Oral Maxillofac Implants. 2013 Jul-Aug;28 (4):1009-16. doi:10.11607/jomi.3036.

Evaluation of the therapeutic effects of conditioned media from mesenchymal stem cells in a rat bisphosphonate-related osteonecrosis of the jaw-like model.
Ogata K, Katagiri W, Osugi M, Kawai T, Sugimura Y, Hibi H, Nakamura S, Ueda M.
Bone. 2015 May;74:95-105. doi:10.1016/j.bone.2015.01.011. Epub 2015 Jan 19.

Stem cell-conditioned medium accelerates distraction osteogenesis through multiple regenerative mechanisms.
Ando Y, Matsubara K, Ishikawa J, Fujio M, Shohara R, Hibi H, Ueda M, Yamamoto A.
Bone. 2014 Apr;61:82-90. doi:10.1016/j.bone.2013.12.029. Epub 2014 Jan 2.

A new application of cell-free bone regeneration: immobilizing stem cells from human exfoliated deciduous teeth-conditioned medium onto titanium implants using atmospheric pressure plasma treatment.
Omori M, Tsuchiya S, Hara K, Kuroda K, Hibi H, Okido M, Ueda M.
Stem Cell Res Ther. 2015 Jun 19;6:124. doi:10.1186/s13287-015-0114-1.

歯周疾患

Secretomes from bone marrow-derived mesenchymal stromal cells enhance periodontal tissue regeneration.
Kawai T, Katagiri W, Osugi M, Sugimura Y, Hibi H, Ueda M.
Cytotherapy. 2015 Apr;17 (4):369-81. doi:10.1016/j.jcyt.2014.11.009. Epub 2015 Jan 14.

Novel application of stem cell-derived factors for periodontal regeneration.
Inukai T, Katagiri W, Yoshimi R, Osugi M, Kawai T, Hibi H, Ueda M.
Biochem Biophys Res Commun. 2013 Jan 11;430 (2):763-8. doi:10.1016/j.bbrc.2012.11.074. Epub 2012 Dec 1.

皮膚疾患

Mesenchymal stromal cells of human umbilical cord Wharton's jelly accelerate wound healing by paracrine mechanisms.
Shohara R, Yamamoto A, Takikawa S, Iwase A, Hibi H, Kikkawa F, Ueda M.
Cytotherapy. 2012 Nov;14 (10):1171-81. doi:10.3109/14653249.2012. 706705. Epub 2012 Aug 17.

上田実（うえだ みのる）

医学博士。専門分野は再生医療・顎顔面外科。
1949年大阪府生まれ。1982年名古屋大学医学部大学院卒業後、名古屋大学医学部口腔外科学教室入局。同教室講師、助教授を歴任し、1990年よりスウエーデン・イエテボリ大学とスイス・チューリッヒ大学に留学。1994年名古屋大学医学部顎顔面外科学講座教授就任。2003年から2008年、東京大学医科学研究所客員教授併任。2004年、日本学術会議会長賞受賞。2011年よりノルウェー・ベルゲン大学客員教授。2015年名古屋大学医学部名誉教授就任。日本再生医療学会顧問、日本炎症再生医学会名誉会員として再生医療の研究と臨床の指導にあたる。幹細胞に関する研究論文は600本を超え、その臨床応用では皮膚・骨の再生医療を中心に300例以上にのぼる。国立研究開発法人日本医療研究開発機構（AMED）評価委員。

培養上清については、こちらへお問い合わせください。
uedasaisei@gmail.com

編集協力／宍戸幸夫（トゥー・ワン・エディターズ）

扶桑社新書 289

驚異の再生医療
～培養上清とは何か～

発行日　2019年1月1日初版第1刷発行

著　　者………上田実
発 行 者………久保田榮一
発 行 所………株式会社　扶桑社
〒105-8070　東京都港区芝浦1-1-1　浜松町ビルディング
電話　03-6368-8870（編集）
03-6368-8891（郵便室）
www.fusosha.co.jp

印刷・製本………株式会社廣済堂
